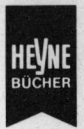

Annamaria Wadulla

Bewußt atmen –
besser leben

Alles über die Kunst des richtigen Atmens –
mit vielen praktischen Übungen

WILHELM HEYNE VERLAG
MÜNCHEN

HEYNE RATGEBER
08/9157

Copyright © 1984 by Heinrich Hugendubel Verlag, München
Genehmigte Taschenbuchausgabe
Printed in Germany 1988
Umschlaggestaltung: Atelier Ingrid Schütz, München
Illustrationen: Rosemarie Wlodek, Straßburg
Satz: Fotosatz Völkl, Germering
Druck und Bindung: Ebner Ulm

ISBN 3-453-00949-5

Inhalt

Hinführung

Praxis

Ausklang

Hinführung

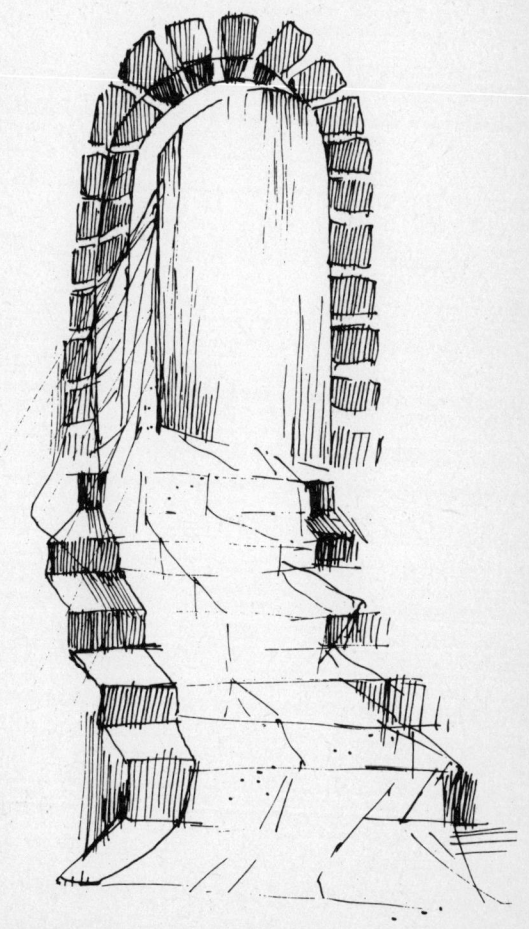

Der Atem – das Geheimnis unseres Lebens

Das große Geheimnis unseres Lebens ist der Atem, denn warum atmet der Mensch, ohne daß er davon etwas weiß? Wir wissen nur, daß wir eines Tages nicht mehr atmen werden und daß dann unser Leben zu Ende ist. Leben ist also gleichbedeutend mit Atmen. Jede Bewegung meines Körpers ist nur möglich durch den Atem, der ein- und ausgeht. Eines Tages werde ich nicht mehr atmen, und dann kann ich mich nicht mehr bewegen. Ich bin tot, wenn ich nicht mehr atme. Diese Atembewegung setzt sich bis zur letzten Zelle fort, ein und aus, hin und her, auf und ab, ein ewiger Rhythmus wie Ebbe und Flut. Ein kosmischer Rhythmus. Wenn dieser Rhythmus aufhört, wird aus dem lebendigen, warmen Leib ein starrer, kalter Leichnam, der sich wieder in seine irdischen Bestandteile auflöst. Der Atem war das lebendige Band, das diese Elemente zusammenhielt, sie zu Bewegung und Wärme anfachte und sie miteinander zu einem Organismus vereinte.

Doch wer wird sich dieses Zusammenhanges bewußt? Wer beobachtet seinen Atem und damit sein Leben? Das bedeutet nicht, daß wir nun wie wild Atemübungen machen sollen, sondern lediglich, daß wir innehalten und uns des Atems bewußt werden, daß wir lauschen, daß wir fühlen. Unser Leben kann weder verlängert noch verändert werden, es kann nur vertieft werden. Und es ist der Atem, der uns die Dimensionen der Tiefe aufschließt und uns hineinführt wie an einem Seil.

Alles atmet, auch die Tiere. Aber niemals kann ein Tier bewußt atmen. Auch für das Tier bedeutet der Atem das Leben schlechthin. Auch sein Leben ist beendet, wenn es einmal nicht mehr atmet. Doch kein Tier kann in den Atem eingreifen, kann seinen Atem spüren und beobachten. Das Denken des Menschen ist sein Vorsprung vor dem Tier. Gebraucht er die Fähigkeit des Denkens richtig, dann verändert er sein Bewußtsein. Es entwickelt sich im Sinne der Evolution. Sein Denken gewinnt eine andere Dimension hinzu. Wenn ein Mensch seinen Atem beherrscht, dann hat er alles, ja sein ganzes Leben, in der Hand. Aber es ist ein weiter Weg dorthin. Man braucht viel Geduld und Hingabe, um das zu erreichen.

Denkend bewegen wir uns immer horizontal, auch dann, wenn unser Horizont ein weiter sein sollte. Ein Gedanke reiht sich immer an den andern, ein Gedanke ist immer nur ein Teil und zieht den nächsten Gedanken als Teil hinter sich her. Der erste Gedanke stirbt durch den zweiten. Das hat der italienische Maler und Dichter Michelangelo (1475–1564) in einem Vers ausgedrückt:

> Non nasce in me pensier
> che non vi sia indentro
> scolpita la morte.

Sinngemäß übertragen heißt das: In mir entsteht kein Gedanke, in den nicht bereits der Tod eingegraben ist.

Erst der Atem führt uns aus dieser einseitigen Ebene des Aneinanderreihens von Teilen heraus und öffnet uns andere Dimensionen. »Ich atme, also bin ich«, müßte es richtiger lauten anstelle des cartesianischen »Ich denke, also bin ich«. Denn wenn ich eines Tages nicht mehr atme, dann kann ich auch nicht mehr denken.

Der Atem ist der Motor, der Antrieb für alle anderen Funktionen. Er ist auch die unentbehrliche Hilfe, wenn ich mich aus einer Krise heraus entwickeln möchte. Wenn ich irgendwie festgefahren bin, wenn ich nicht mehr weiß, wie es weitergeht, wenn ich erkenne, daß mein Denken sich immer nur im Kreis herumdreht, daß ich aus meinem eigenen Schneckenhaus nicht mehr herauskomme. Für dieses Denken gebrauchen wir ganz richtig den Ausdruck »grübeln«, das heißt, ich bewege mich in einer Grube, die immer tiefer ausgehöhlt wird. Dieses Herumwälzen von Problemen läßt sich auch gut mit der Nadel auf einer Schallplatte vergleichen, die immer in derselben Rille läuft. Diese Rille ist schon ganz tief eingegraben, und es tut beinahe weh, immer dasselbe zu denken. Um die Nadel auf eine andere Rille zu setzen und dort weiterlaufen zu lassen, bedarf es einiger Anstrengungen. Durch Grübeln lassen sich selten brauchbare Lösungen finden, man könnte wohl sagen, so gut wie nie.

Wenn wir konzentrierte Atemübungen dazwischenschieben, befreien wir unser Denken von dieser beengenden Einseitigkeit. Wir nehmen mit Atemübungen gewissermaßen die Nadel aus der eingekratzten tiefen Rille heraus, und die Schallplatte kommt zum Stillstand. Damit kommen unsere fest eingegrabenen Denkgewohnheiten zur Ruhe.

Es ist niederschmetternd, wenn man erkennt, daß man doch immer wieder dasselbe denkt. Unsere Gedanken gehen immer wieder dieselben Wege, und so haben sie regelrechte Gänge gegraben – »Gedankengänge«. Wenn wir Probleme lösen wollen oder uns aus Krisen befreien wollen, dann muß es zu einer Wandlung kommen, zu einer Veränderung, zu einer Entwicklung.

Veränderung, Umwandlung, Entwicklung ist ohne Bewegung nicht möglich. Dazu verhilft uns der Atem. Er kommt aus anderen Dimensionen und erschließt uns neue Kräfte. Oder, um es einmal ganz anders auszudrücken, durch den Atem werden wir schöpferisch. Erst wenn unsere Alltagsgedanken schweigen, melden sich andere Bereiche in uns zu Wort und kommen an die Oberfläche. Wir nennen sie Intuition und Inspiration. Der Atem drang bis dorthin vor und holte sie herauf. Sie waren schon immer da, aber unser verstandesmäßiges Denken, das nur zählt, mißt und Beweise fordert, legte sich wie eine Schranke quer darüber.

Das Denken hat einen starken Verbündeten, das Ichbewußtsein. »Ich denke – also bin ich« lautet der philosophische Grundsatz von René Descartes (1596–1650). Von diesem Namen abgeleitet spricht man vom »cartesianischen« Grundsatz, der das Denken als Beweis für die Existenz erklärt.

Wirkliche Entwicklung im Sinne der Verwandlung, der Umwandlung ist durch solche Lebenshaltung nicht zu erreichen. Denkend bewirke ich immer nur eine Umgruppierung bereits vorhandener Daseinselemente.

Wenn ich ein Haus baue, dann setze ich die Bausteine sorgfältig nach einem Bauplan zu einem Haus zusammen. Das Baumaterial, die einzelnen Bauelemente habe ich von einer anderen Stelle weggenommen. Entweder aus einer Fabrik, wo sie hergestellt wurden, aus einem Steinbruch, aus einer Schreinerei, aus einer Glaserei usw. Ein Verkehrsmittel hat sie an die Stelle transportiert, wo ich das Haus bauen wollte, und eines Tages steht an der gedachten und geplanten Stelle ein Haus.

Die Gedanken des Architekten hatten die verschiedenen Baustoffe nach einem Entwurf zu einem Haus zusammengesetzt. Und doch wird es irgendwann einmal wieder zerstört werden, früher oder später. Es wird sich in die einzelnen Elemente wiederum auflösen. Eine echte Entwicklung im Sinne einer Bewußtseinswandlung hat nicht stattgefunden, und es besteht durchaus die Möglichkeit, daß der Erbauer des Hauses trotz sichtbarer Leistung unzufrieden und vielleicht sogar unglücklich und krank sein kann. Solche Erscheinungen begegnen uns heute landauf und landab.

Mit unseren Gedanken, Plänen, Entwürfen verändern wir lediglich die sichtbare Welt durch Umgruppierungen bereits vorhandener Stoffe. Ganz gleich, wie das nun heißt: Arbeit, Leistung, Erfolg, Anerkennung, Reichtum. Sie zeigen immer den Anteil an dieser horizontalen Welt, der unsere alltäglichen durchschnittlichen Gedanken angehören. Doch es gibt noch ein anderes, lichtvolles oder vertikales Denken. Wünschen wir uns, an diesem Anteil zu haben, dann können wir unsere Zuflucht beim Atmen suchen und uns mit diesem beschäftigen.

Wir erinnern uns an ein Wort aus dem Alten Testament. Im Ersten Buch Mose (2, 7) heißt es: »Und Gott der Herr machte den Menschen aus einem Erdenkloß, und er blies ihm ein den *lebendigen Odem in seine Nase,* und also ward der Mensch *eine lebendige Seele.*«

Auch eine Redewendung aus unserer Umgangssprache spricht Zusammenhänge aus, die wir oft nicht genügend beachten. Wir sagen »*Der hat seinen Geist aufgegeben*«. Wenn einer seinen Geist aufgegeben hat, dann wissen wir alle, daß das heißt, er ist tot. Ein Toter atmet nicht mehr. Auch hier wird Atem und Geist gleichgesetzt. Unsere Sprache weist hier auf Zusammenhänge, die in mehreren alten Sprachen ebenfalls erkennbar sind. So ist ein einziges Wort gleichbedeutend mit Geist, Hauch, Wind, Luft, Seele und Atem.

In der indogermanischen Sprache Sanskrit heißt die Seele, die im Menschen wohnt, »Atman« und ist gleichbedeutend mit Brahman, dem Schöpfergott. In dem indischen Wort »Atman« erkennen wir ganz deutlich unser deutsches Wort »atmen«. Atman ist also gleich atmen. Es ist dieselbe Formulierung wie die zitierte alttestamentliche Stelle »Gott blies dem Menschen seinen Odem ein, und so ward er eine lebendige Seele«.

Der altgriechische Seelenführer Hermes war ursprünglich ein Windgott und entsprach dem altägyptischen Thoth. Von diesem hieß es, daß er die Seelen atmen macht. Hermes spielte in der Antike die Rolle eines Offenbarungsgottes, der das natürliche Licht als zweite mystische Erkenntnisquelle neben den Heiligen Schriften enthüllte. Hermes hieß bei den Römern Merkur, ihm war der Mittwoch geweiht. Wir erkennen es noch in der italienischen Sprache, da heißt Mittwoch mercoledì, also Tag des Merkur. Bei den Germanen war dieser Tag dem Gott Wodan geweiht. Englisch heißt der Mittwoch Wednesday, also Wodanstag.

Auch Wodan führte die verstorbenen Seelen weiter, und seine Aufgabe entsprach genau der des griechischen Seelenführers Hermes oder der des römischen Merkur. Der altgermanische Wind- oder Sturmgott Wodan hieß bei einigen altnordischen Völkern Odin. Auch in diesem Namen steckt noch der Zusammenhang mit Odem. Das französische Wort l'air (männliches Geschlecht) hat außer der Bedeutung von Luft und Wind noch die von Melodie, Weise, Lied. Ebenso bedeutet das italienische l'aria (weibliches Geschlecht) Luft und die Melodie, das Lied, die Weise, bei uns als Fremdwort »die Arie einer Oper« bekannt. Die griechische Ode ist der Gesang und begegnet uns wieder in Melodie (= Mel – odie). Gesang ist immer nur mit dem Atem möglich.

Der Wechsel des Geschlechtes dieser Worte, die einmal weiblich und ein andermal männlich aufgefaßt werden, deutet an, daß der Atem als zarter Hauch, Lufthauch oder stärker als Wind, Sturm – Wodan ist der Wind- und Sturmgott – erlebt werden kann.

Das Sanfte ist das Starke. Irgendwann einmal beendet *ein* Atemzug, während des lange dauernden Lebens nicht beachtet, mein Leben. *Der sanfte Atemhauch war mein Leben.*

Er ist also nur etwas ganz Zartes, etwas Winziges, wie *ein ganz kleiner Hebel.* Aber wenn man ihn in der Hand hat und richtig ansetzt, öffnet man mit ihm nacheinander alles, auch den Zugang zu anderen Bewußtseinsebenen. Er ist das Kostbarste im Menschen, der Schlüssel, der alles in Bewegung setzt und beweglich erhält. Er ist wie ein funkelnder Edelstein oder wie *der Stein der Weisen*. Wenn wir uns mit ihm verbinden, haben wir einen festen Halt, denn er ist unser Leben.

Aus dieser Sicht und Erfahrung können wir das Sanskritwort »Yoga« wörtlich nehmen. Es bedeutet Joch, anjochen, anschirren. Wir stellen durch bewußtes Atmen die verlorengegangene Verbindung zu Gott wieder her. Gott ist nicht irgendeine rätselhafte Größe, sondern Geist; der lebendige Atem ist Geist.

Die alten Ägypter, Griechen, Römer, Germanen, Inder wußten um diese Zusammenhänge. Die Sprache enthüllt sie uns heute noch, wenn wir sie aufmerksam beobachten. Die Alten verehrten den Atem, den Hauch, die Seele, den Geist, den Wind, den Sturm jeweils als ein göttliches Prinzip.

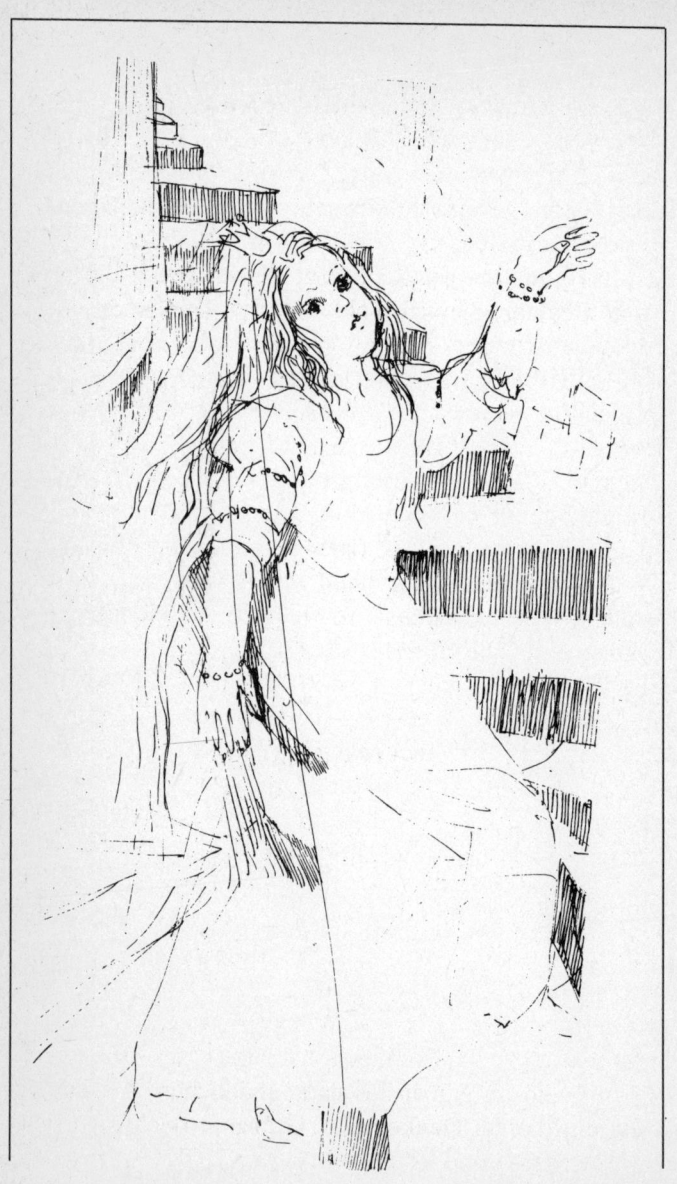

Dornröschen

Dieses deutsche Märchen schildert uns in großen schönen Bildern, wie einseitiges Denken die ganze Entwicklung und auch das Atmen blockiert. Dornröschen war schon bei seiner Taufe geweissagt worden, daß es sich an seinem vierzehnten Geburtstag an einer Spindel stechen und danach tot hinfallen würde. Diesen Fluch sprach die dreizehnte Fee aus. Sie war nicht zum Fest geladen worden. Der König besaß nur zwölf goldene Gedecke und hatte deshalb nur zwölf Feen eingeladen. Diese hatten Dornröschen mit ihren Gaben bedacht. Zum Glück hatte die zwölfte Fee ihren Wunsch noch nicht ausgesprochen und konnte deshalb den Todesfluch in einen hundertjährigen Schlaf umwandeln.

Die zwölf Feen und die dazu gehörenden zwölf goldenen Gedecke weisen auf einen geschlossenen Kreis. Die Zwölf ist eine Vollendung. Wir kennen die zwölf Monate in einem Jahr, die zwölf astrologischen Symbole im Tierkreis. Diese Geborgenheit ist nun zu Ende, etwas Neues kündigt sich an, die dreizehnte Fee, die nicht in diesen Kreis gehört, sie war nicht eingeladen worden. Das Neue, so weissagt sie, beginnt mit tödlichem Unheil.

Auch die Austreibung aus dem Paradies beginnt ganz ähnlich. Es heißt bei Mose 2, 17: »An dem Tag, da ihr von dem Baum esset, werdet ihr des Todes sterben.« Es ist der Baum der Erkenntnis des Guten und Bösen. Die Geborgenheit im Paradies verschwindet, sobald die Menschenseele mit dem Denken anfängt: Dann erkennt sie, was »gut und böse« ist. In dieser Spaltung stecken wir heute noch drin. Wir teilen alle Erscheinungen auf dieser Erde in gut und böse ein, in Nützliches und Schädliches. Wir haben heute mit diesem Denken eine Grenze erreicht, wo sich die Fortschritte und Errungenschaften in das gefährliche

Gegenteil umkehren. Wir müssen endlich aus diesem tödlichen Schlaf erwachen.

Im Märchen steigt Dornröschen die schmale Treppe zum Turm empor. Dort findet sie eine Alte, die spinnt. Dornröschen ergreift die Spindel, sticht sich daran, wie von der dreizehnten Fee vorausgesagt, und fällt wie tot um. Und nun beginnt das prophezeite Unheil. Dornröschen verfällt in den geweissagten Schlaf. Dieser Schlaf lähmt alles im Schloß, den heimkehrenden König, die Königin, den Hofstaat. Die Pferde im Stall schlafen ein, die Jagdhunde im Hof, die Tauben auf dem Dach, die Fliegen an der Wand. Eine Magd wollte ein schwarzes Huhn rupfen und schlief ein. Der Koch ließ den Küchenjungen los, dem er eine Ohrfeige geben wollte. Sogar das Feuer auf dem Herd ging aus, der Braten in der Pfanne brutzelte nicht mehr. Der Wind legte sich. Auf den Bäumen vor dem Schloß regte sich kein Blättchen mehr. Um das Schloß begann eine Dornenhecke zu wachsen, die jedes Jahr höher wurde. Die Dornen hielten fest zusammen, als hätten sie Hände. Die Königssöhne, die Dornröschen befreien wollten, blieben darin hängen.

Welch eine Fülle von eindringlichen Bildern! Sie drücken aus, was alles geschieht, wenn der Mensch beginnt, nur noch zu denken, die Welt nur noch denkend zu betrachten. Wir sagen heute noch »der spinnt« oder »der ist im Oberstübchen nicht ganz richtig«. Oder wir gebrauchen sogar das Bild von einem, der in seinem Turm sitzt und spinnt. Er isoliert sich von seiner Umgebung und vergißt darüber alles: Im Märchen wachsen Dornen um das Schloß. Wehe, wer einem solchen »Spinner« zu nahe tritt! Er sticht sich an den Dornen, er bleibt im Gestrüpp hängen, er kann den Eingeschlossenen nicht befreien, wie es die Königssöhne bei Dornröschen versuchten.

Wer sich mit seinen Ideen in einen Turm eingesponnen

hat, vergißt darüber alles andere. Wie deutlich sagt es das Märchen! Das Feuer flackert nicht mehr. Wer kennt nicht das kalte berechnende Denken, ohne Wärme, ohne Mitleid, ohne gefühlsmäßige Anteilnahme. Wieviel Grausames geschieht durch intellektuelles »wissenschaftliches« Denken. Spätere Generationen werden mit Abscheu von »wissenschaftlichen« Experimenten sprechen, die man beispielsweise mit lebenden Tieren durchführt. Hier flackert das wohltuende Feuer nicht mehr. Hier ist nur noch kalt berechnender und beobachtender Intellekt am Werk.

Aber die Betreffenden tun es sich auch selbst an. Das Märchen sagt, der Wind legte sich, auf den Bäumen vor dem Schloß regte sich kein Blättchen mehr. Menschen, die sich nur noch mit dem Denken beschäftigen, vergessen ihren Atem. Wie der Wind außen alles bewegt, so bewegt der Atem im Menschen alles bis in die letzte Zelle.

Doch es wird uns noch mehr berichtet: Alles schläft ein. Die Pferde im Stall, die Hunde im Hof, die Tauben auf dem Dach, die Fliegen an der Wand. Das sind für den Menschen hilfreiche, dienende Wesen, die stellvertretend für die ganze Natur stehen. Ein einseitig intellektuell Ausgebildeter sagt hochmütig »Das ist ja *nur* ein Tier« und quält es in höchst fragwürdigen Tierversuchen. Oder er sagt verächtlich »Das ist ja *nur* Natur« und wertet sie ab. Sie ist totes Versuchsmaterial für ihn, obwohl er nur durch sie und mit ihrer Hilfe sein Leben auf dieser Erde fristen kann. Was wäre der Mensch ohne die Tiere!

Unser Märchen sagt uns auch, daß der König und die Königin, ja der ganze Hofstaat eingeschlafen waren. Nun, wer kennt nicht die »eingeschlafenen« Beziehungen, die Kontaktarmut, die Kontaktlosigkeit, ja sogar die Einsamkeit, die Verlassenheit derjenigen, die eigenbrötlerisch und eigensinnig ihre Ideen durchsetzen wollen. Immer wieder entspringen den menschlichen Gehirnen Weltverbesserungsideen, in Ideologien eingekleidet. Da kein menschlicher Gedanke vollkommen ist, löst eine Ideologie die andere ab. Ein -ismus folgt dem nächsten, sobald nachfolgende Generationen die Einseitigkeit einer Denkweise erkannt haben, brüten sie ihrerseits etwas Neues aus und versuchen, es anderen Menschen überzustülpen. Das Denken kann sehr gefährlich sein und töricht dazu, wenn es einseitig und begrenzt ist.

Alle Kriege, alle Revolutionen, alles sinnlose Kämpfen und Töten hat hier seine Ursachen. Ein Gedankengebäude stürzt ein, um dem darauffolgenden Platz zu machen, das ebenfalls schon von vornherein zum Untergang verurteilt ist, weil eben menschliches Denken begrenzt ist. Und wir können, soweit es uns möglich ist, die menschliche Geschichte zurückverfolgen, wir stoßen immer wieder auf dasselbe: Ein System löst das andere ab, ein -ismus, eine Ideologie löst die andere ab.

Der Denker im Turmstübchen bekommt seine einseitige Denkweise sogar an sich selber zu spüren. Im Märchen heißt es, der Braten in der Pfanne brutzelt nicht mehr. Ihm schmeckt es nicht mehr, die Verdauung ist gestört. Es hängt natürlich mit dem Feuer zusammen, das nicht mehr flackert. Wer denkt da nicht an die vielen Verdauungsbeschwerden des modernen Menschen, die der medikamentösen Behandlung trotzen. Die Überbetonung in der Ausbildung des Verstandes geht auf Kosten der Vitalität. Viele Organe arbeiten nicht mehr richtig, denn »der Wind hat sich gelegt«. Das heißt, ein Mensch, der nur noch dem Denken huldigt, vernachlässigt das richtige Atmen. Dazu kommen natürlich noch einige andere Ursachen, die das Atmen vergessen lassen. Die sitzende Lebensweise bewirkt eine nach vorn gesunkene Haltung. Dazu gesellt sich ein falsches Schönheitsideal, nämlich die schlanke Taille. Die heutige Mode, ebenfalls menschlichem Denken ent-

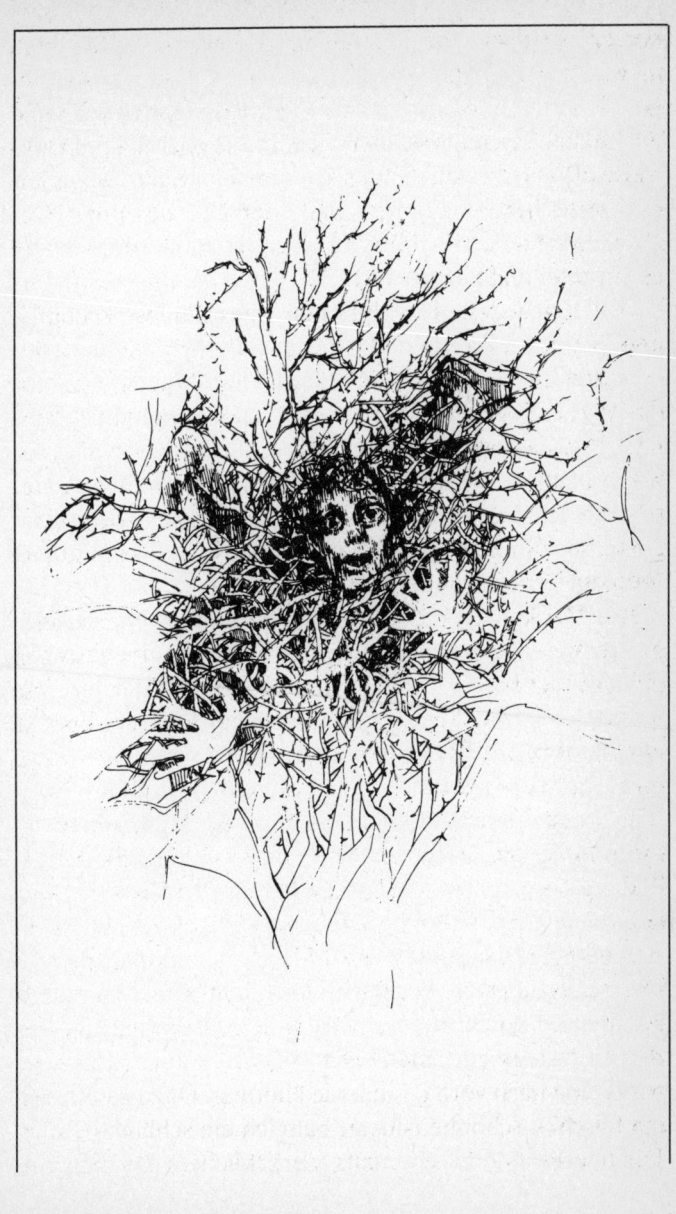

sprungen, schreibt vor, daß die Leibesmitte durch Mieder, Gürtel, Gummibänder zusammengedrückt wird, damit sie »schön« schlank erscheint. Das alles zusammen bewirkt, daß der Atem nicht mehr durchströmen kann. Das Denken ist oben im Gehirn, im Turmstübchen, der Atem bewegt die Mitte.

Dornröschen wurde nach dem hundertjährigen Schlaf befreit, aufgeweckt. Der hundertjährige Schlaf steht symbolhaft für eine große Zeitepoche, für eine Menschheitsentwicklung. Angesichts der Ewigkeit waren es »nur« hundert Jahre im Ablauf der Zeiten. Die spinnende, denkende Menschenseele hat geschlafen, weil sie geglaubt hat, sie könnte alles denkend erschaffen, sie könnte alles machen, alles selbst herstellen. Jetzt endlich beginnt sie allmählich, sich aus diesem einseitigen Denken im Turm wieder herauszulösen. Langsam mehren sich heute die Stimmen, die uns warnen, die uns zeigen, daß wir mit diesem Denken, das sich zu einer Hybris des Intellektes, ja zu einem Fortschrittswahn gesteigert hat, die Erde zerstören und damit uns selber. Feinfühlende Menschen hören den Schrei der von uns gequälten Natur überall, in der Luft, im Wasser und auf dem Land. Die Befreiung erfolgt, wenn wir Natur und Geist nicht getrennt wie zwei feindliche Welten gegenüberstehend sehen, sondern als einander zugeordnet wie das chinesische Zeichen von Yin und Yang. Auch Atmen und Denken können wir in dieses Zeichen setzen oder Mann und Frau. Eines bedarf des andern.

Heute überwiegt analytisches Denken, das in die lebende Natur eindringt, sie auseinanderlegt, um sie zu erkennen und zu beobachten. Es ist eine männlich aggressive Lebenshaltung, die glaubt, die Natur beherrschen und ausbeuten zu dürfen, und die nicht nach den Qualen, Schmerzen und Leiden fragt, die so verursacht werden. Es ist die Zeit des hundertjährigen Schlafes, stumpf für ande-

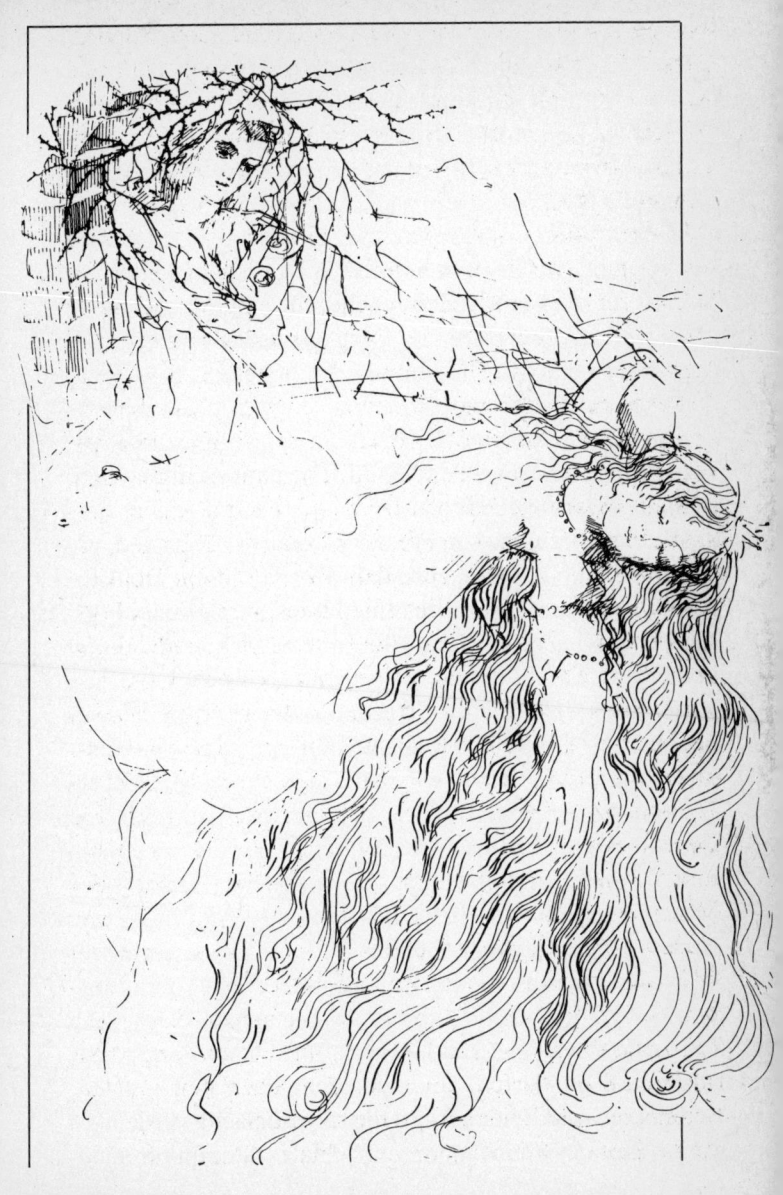

res Leid. Diese Zeit geht ihrem Ende entgegen! Von solchem Nützlichkeitsdenken aus betrachtet wäre der heilige Franz von Assisi ein Narr gewesen, denn er predigte den Tieren, weil sie unsere Brüder sind.

Bei jedem Gedanken geht es vom Denkenden wie ein kleiner elektrischer Strom nach außen. Manche Menschen denken so »laut«, daß man es »hören« kann. Das Atmen wäre hierzu die Ergänzung, das Fühlen, das Spüren des Atems. Wenn heute die Sensibilisierung des Mannes gefordert wird, dann wäre der Atem eine echte Hilfe bei dieser Entwicklung. Den Atem kann man fühlen, dem Atem kann man sich hingeben.

Im Märchen kommt die Befreiung von außen, der Königssohn durchdringt endlich das Dornengestrüpp, nachdem die Frist abgelaufen ist.

Wer aufmerksam seinem Atem lauscht, kann sich die Frage stellen: *»Wer atmet da?«* Jeder weiß, daß unser Leib auch dann atmet, wenn wir bewußtlos sind, bei einem Unfall etwa oder in der Narkose vor einer Operation oder aber im Tiefschlaf, wenn wir nichts von uns wissen. Dann atmet unser Leib allein. Wir sagen dann: »Es atmet.« Wer aber ist dieses »Es«? Woher kommt es? Zuerst ist unser Atem unbewußt, genau wie beim Tier. Wenn wir bedächtig atmen (bedächtig heißt: an jeden Atemzug denken) und wenn wir es immer wieder üben, dann stoßen wir einmal auf eine Erkenntnis, über die wir zuerst bestürzt sind. Wenn wir nämlich fühlen, daß *wir* gar nicht atmen, sondern daß wir beatmet *werden*. Wir hatten beiläufig zur Kenntnis genommen, daß es heißt: »Gott blies dem Menschen seinen Odem ein« oder »er gab seinen Geist auf«. Jetzt erst geht uns ein Licht auf. Der Atem kommt von außen.

Der Atem ist Geist. Der Geist ist zunächst unbewußt, und er ist nicht gleichbedeutend mit Denken. Hier besteht im Abendland ein großer Irrtum, man bezeichnet landläufig intellektuelle Tätigkeiten als geistige Berufe. Das ist ein grobes Mißverständnis. Der Atem ist spirituell, das Denken ist intellektuell.

Heilige Einsiedler wurden auf alten Bildern so dargestellt, daß sie in ihrer Waldeinsamkeit von allen Tieren umgeben waren. Die Tiere hatten ihre Scheu und Angst vor diesem Menschen verloren, weil der Heilige sein intellektuelles Denken durch Gebet, Hingabe an Gott, Liebe überwunden hatte. Von ihm gingen keine Gedankenstöße mehr aus, keine Aggressionen, keine nützlichen Überlegungen, welches Tier schädlich und deshalb auszurotten sei. Die Tiere vertrauten ihm, ja sie strömten herbei und damit das ganze volle bunte Leben.

Es handelt sich nicht darum, etwa das Denken zu negieren und in eine Art Gefühlsduselei zu verfallen. Das wäre ein echtes Mißverständnis. Sondern das kopflastige Nützlichkeits- und Fortschrittsdenken um jeden Preis muß an die richtige Stelle verwiesen werden. Es muß in einen größeren Zusammenhang eingefügt werden und darf sich nicht allein die Herrschaft anmaßen, wenn wir die Erde und die Natur mit all ihren Schönheiten erhalten wollen.

Im Märchen sitzt die Alte bereits im Turmstübchen und spinnt, und die dreizehnte Fee ist vielleicht sogar die Alte, denn sie konnte es ja nur prophezeien, weil sie es wußte. Dornröschen geriet über die schmale Treppe in das Turmstübchen, das heißt, die Menschenseele wurde sich ihres Denkens bewußt. Das menschliche Denken war also bereits angelegt oder »eingewickelt«, es bedurfte nur der Entwicklung. Das ist inzwischen geschehen. Das wissenschaftliche Denken hat die Welt grundlegend verändert durch seine Anwendung in Technik und Industrie. Aber es hat auch viele Störungen in der Natur und im Menschen selbst verursacht. Wir leiden heute daran und erkennen, daß sie mit den seitherigen Methoden nicht zu beseitigen sind. Wir sind also gezwungen, uns auf die wahren Zusammenhänge zu besinnen.

Im Märchen werden zwei Stufen der menschlichen Entwicklung geschildert. Zuerst die Gefangenschaft im Turm mit der Dornenhecke nach außen; diese Zeit geht jetzt allmählich ihrem Ende entgegen. Die »schlafende« Menschenseele hat ihr intellektuelles Denken so weit entwickelt, daß bei weiterem Fortschreiten auf dieser Ebene die Erde mit all ihren Schönheiten und Schätzen zerstört werden würde.

Der Gedanke stößt von innen nach außen. Jetzt muß die Ergänzung dazu bewußt werden, der geistige Atem, der von außen in den Menschen eindringt und ihn spirituell zu anderen Wahrnehmungen befähigt, die nicht auf der irdischen Ebene liegen und die nicht mit wissenschaftlichen Apparaten und Meßinstrumenten nachzuweisen sind. Es ist eine nächsthöhere Stufe der menschlichen Entwicklung. Aus dem intellektuellen Menschen kann der spirituelle werden.

Auf dieser Stufe erfahren wir auch, daß der Atem keineswegs nur ein Gasaustausch ist, sondern viel, viel mehr. Wir sind mit unserem Atem mit allen Lebewesen verbunden, denn alles atmet. Viele haben sich in ihre eigenen Gedanken so sehr versponnen, daß sie sich selbst leidvoll isoliert haben. Sie glauben dann, daß ihre Umgebung daran schuld sei. Sie sind hochgradig sensibel, obwohl gerade sie selbst mit einer dichten Dornenhecke umgeben sind. Sie beklagen sich über ihre Einsamkeit und erkennen nicht, daß sie diese selbst geschaffen haben durch ihre lebensfeindlichen Gedanken. Beginnen sie als Ergänzung mit dem bewußten Atmen, dann finden sie aus ihrer Isolation heraus, und die Dornenhecke beginnt zu blühen.

Wenn das Gleichgewicht zwischen Innen und Außen wiederhergestellt ist, zwischen intellektuellem Denken und spirituellem Atmen, dann ist die leidvolle Gefangenschaft zu Ende, dann verwandelt sich die Dornenhecke in eine blühende Rosenhecke, dann erwacht alles wieder aus seinem Schlaf. Das Märchen will uns trösten, das Leben geht weiter, die Natur ist ewig. Diese Entwicklung war angelegt im Schöpfungsplan, aber nun, wo wir es erkannt haben, müssen wir danach handeln.

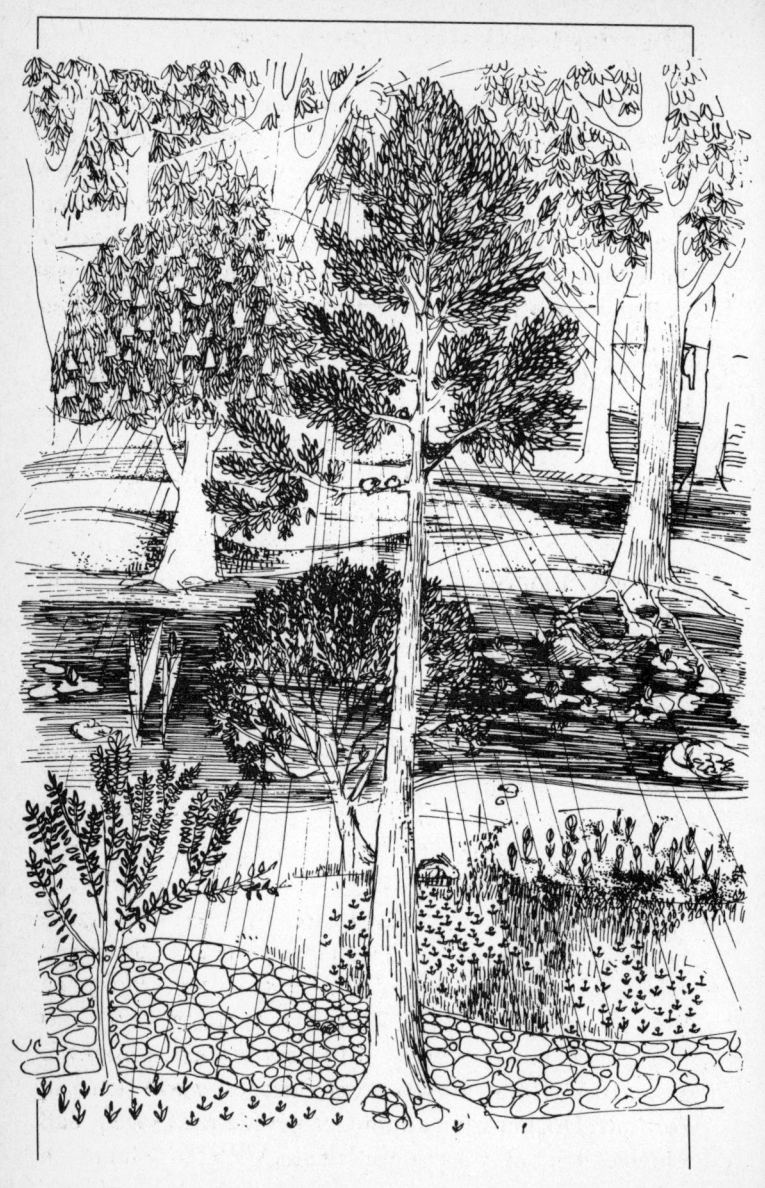

Über das Glück – ein Atemhauch

Bevor wir nun mit den verschiedenen Atemübungen beginnen, noch eine kleine Schilderung über das Glück, das durch nichts anderes aufblühte als durch stilles, geduldiges Lauschen auf den Wind, auf den Atem, auf den großen Einklang mit der stillen Natur. Wir suchen immer wieder das Glück in der Außenwelt, wir wollen es erjagen, wir wollen »etwas vom Leben haben«, wie diese regelmäßig wiederkehrende Redewendung lautet. Und plötzlich erleben wir das Glück dort, wo »gar nichts« geschah, nichts Großes, nichts Lautes, nichts Sichtbares, nichts Bedeutendes. Da leuchtet das Glück auf, durch einen zarten Hauch angerührt. Der Dichter Hölderlin sagt »wie die Finger der Künstlerin heilige Saiten« (Schicksalslied).

Ich war im Wald gewesen und hatte auf einmal ein Gefühl der Fröhlichkeit, der Leichtigkeit, der Sicherheit. Aber ich war weder fröhlich noch leicht, noch sicher, sondern es war das alles und zugleich etwas anderes, etwas Neues. Ich glaube, ich war glücklich. Ja, das war es, ich war glücklich, ich war ganz einfach glücklich und sonst nichts. Es war ein Zustand, es war in mir. Außen war gar nichts, worüber ich hätte glücklich sein können. Die Bäume waren noch kahl, die Landschaft hatte eigentlich gar keine Farbe. Wiesen und Felder waren wie ausgebleicht vom Schnee. Der anschließende Regen und das Tauwetter hatten alle Farben ausgelaugt. So lag alles fade, grau, braun, dunkel da. Doch die Luft war anders als im Winter, da war schon ein Hauch Frühling drin. Es war schön, den Wind auf dem Gesicht zu fühlen, es regnete ein wenig, das tat der Haut gut, die von der winterlichen Heizungsluft wie ausgetrocknet war. Es war etwas Frisches, etwas Neues in der Luft. Doch warum konnte ich gerade jetzt sagen, daß ich glücklich bin, warum war ich glücklich? Wie hätte ich das mit Worten erklären können? Mir fielen Fernsehinterviews ein, wo Reporter ihre Opfer fragten, warum sie diesen Roman oder jenes Buch geschrieben hätten. Ob das darin gestaltete Thema nicht nur sie selber beträfe. Oder ob es in ihrem Leben einen Konflikt gegeben hätte, den sie mit diesem Buch bewältigen wollten. Oder es wurde nach verworrenen Familienverhältnissen gefragt und versucht, von hier aus eine schöpferische Begabung abzuleiten. Oh, es gab viele derartige alberne Fragen, etwa bei einer Fernseh-Talk-Show.

Und nun stand ich da und versuchte, mir selber und einem eventuellen Zuhörerkreis die Frage zu erklären, warum ich glücklich war. Denn mein Glück hatte keinen Grund, ich war ohne äußeren Anlaß einfach glücklich. Nichts war geschehen, was dieses Glück verursacht hätte.

Ich war eine Stunde im Regen im Wald herumspaziert, nicht schnell, nicht langsam, mit alltäglichen Gedanken beschäftigt. Ich hatte nicht versucht, meine Gedanken zu ordnen, sondern sie waren wie immer sprunghaft von einem Thema zum nächsten gewandert. Alles war so, wie es schon so oft gewesen war. Und doch war dieses Glücksgefühl neu. Ja, da war etwas Neues, das da in mich eingezogen war. Mehrmals war ich stehengeblieben und hatte dem Wind gelauscht. Wie vielfältig doch die Töne sind, die er hervorbringt, wenn er durch die Bäume, die Sträucher, die verdorrten Reste der Gräser streift! Oder wenn er plötzlich still ist und von der entgegengesetzten Seite bläst. Er ist ganz frei und weht, wie er will.

Der Wind, ein Symbol für den Geist. Die Germanen hatten einen Windgott, er hieß Wodan oder Odin. Von ihm stammt unser Wort Odem, den wir heute Atem nennen. Und in der Tat, mein Atem war genau wie der Wind. Einmal atmete ich hörbar, einmal unhörbar, dann kräftig seufzend, dann wieder geräuschlos. Aber nicht lange währten solche Gedanken. Wieder war ich stehengeblieben und schaute ein paar Waldvögelchen zu, die uns im Winter nicht verlassen, obwohl die Futtersuche für sie dann recht mühsam ist. Diesen Winter hatte es ungewöhnlich viel geschneit. Sie piepsten wohl, doch war es noch recht zaghaft.

Und dann war es auf einmal über mich gekommen, fast wie eine Art Erleuchtung. Ich stand still, und ich spürte dieses unerhörte Glücksgefühl und konnte es nicht erklären, denn nichts, aber auch gar nichts war geschehen. Oder doch? Dieses Gefühl hieß »Ich *bin* glücklich«. Es schwebte im Raum, nichts konnte mir diese Sicherheit nehmen: Ich bin glücklich. Langsam schien es mir, daß die Betonung auf »*ich bin*« lag. Ich bin da – still – im Wald – umgeben von Wind, Wolken und den kleinen Vögelchen in den Bäumen. Und sonst nichts. Es war, als ob von Zauberhand meine Seele aufgetan wurde und ich mit allem eins war, mit Wald, Wind und Wolken. Und das war jenes Glücksgefühl, still, leise und doch ganz sicher, wie der Atem. Dieser Zustand war eine andere Dimension, ein Raum, in dem schon immer alles so war, seit ewigen Zeiten, der Wind, die Wolken, der Wald, und ich war mittendrin. Es war alles zusammen, nichts war getrennt, nichts war für sich allein, sondern alles war eins, von Ewigkeit her. Wie sollte ich es erklären, es war nicht mit Worten zu sagen, denn es war ein Erlebnis, eine Erfahrung. Äußerlich war es nichts, in mir war jedoch Freude, Friede, Fröhlichkeit und so etwas wie Süße. Alles zusammengefaßt in einem Wort: »Glück«.

Atem und Gesundheit

Bei den verschiedenen Atemübungen wird immer wieder darauf hingewiesen, wo und wie sie wirken, so daß sie als echte Therapie verwendet werden können. Aus den modernen Leiden der heutigen Zeit führen keine wissenschaftlichen Experimente heraus, keine noch so feinen Instrumente und Apparaturen, keine noch so hochwirksamen chemischen Medikamente, sondern nur eine Besinnung auf das Wesentliche, eine Sinnesumwandlung, eine echte Bewußtseinserweiterung, die sich des lebendigen Atems bewußt wird und das menschliche Denken in den großen Zusammenhang einordnet.

Das Märchen Dornröschen ist eine geniale Schau der Entwicklung der menschlichen Seele. Sie steigt die schmale Wendeltreppe im Turm empor. Das ist die stufenweise Aufwärtsentwicklung durch die verschiedenen Bewußtseinsebenen hindurch. Doch oben im Turmstübchen angelangt, berauscht sie sich am »Spinnen«, so daß alles um sie herum in todesähnlichen Schlaf verfällt, nicht nur die Menschenseele selbst. Das Märchen gebraucht versöhnliche Bilder, die nicht allzu kraß das Grauen schildern, das der Intellekt in der Natur und in ihm selbst anrichtet. Seine Überheblichkeit will nicht nur sie, sondern auch die Elemente beherrschen, und so droht er alles zu zerstören. Der Versuch, alles Göttlich-Geistige zu verneinen, wird in eine »wissenschaftliche Formel« gekleidet. Es heißt dann: »Wissenschaftliche Versuche haben erwiesen ...« Die Erlösung aus diesem todesähnlichen Irrtum erfolgt erst, wenn der Mensch zuläßt, wenn er erkennt, daß eine größere Macht von außen in ihn eindringt, der Atem – der Geist – Gott.

Durch Atemübungen wird das irdische horizontale Denken zum Schweigen gebracht, dann erst kann Neues in uns auftauchen. Man nennt es Intuition und Inspiration. Inspiration ist eine göttliche Eingebung, wörtlich eine Einatmung.

Der Atem ist wie ein Tor, das uns mit allem verbindet. Wenn es geöffnet ist, wird unser egozentrisches Denken durch lichtvolles Atmen ergänzt. Es wird erleuchtet, unser Bewußtsein wird heller, es wird vollständig, hell – heil und heilen gehören zusammen. Wer heilt eine Wunde, wenn wir verletzt wurden? Jeder hat das schon am eigenen Körper erlebt. Er hat sich in den Finger geschnitten, verbrannt oder sonstwie verletzt. Er legte einen Verband um die offene Wunde, oder er klebte bloß ein Heftpflaster auf. Nach einiger Zeit war die Wunde geheilt, ohne daß wir gemerkt haben, wie es geschah. Wir haben unser Tagwerk wie gewohnt verrichtet und unsere abertausend Gedanken gedacht. An die Wunde erinnerte uns bloß der Schmerz, wenn wir uns daran stießen.

Wer hat das Wunder der Heilung vollbracht? Wir sehen lediglich das Endergebnis. Eine Narbe erinnert uns, daß hier einmal eine offene Stelle war, ein Schnitt nach einer Operation, eine Verletzung. Der angelegte Verband hat die Heilung nicht vollbracht, er hat die Wunde lediglich geschützt vor Schmutz, Kälte, Stößen, Reiben der Kleidung usw.

Die Heilung kam von innen. Unsere lebendige Seele vollzog die Heilung. Wenn ich einem Gegenstand einen Stich oder einen Riß zufüge, dann bleibt diese Beschädigung erhalten, solange dieses Ding besteht. Sie heilt niemals zu, weil ein Gegenstand nicht lebt und nicht atmet. *Es ist unser Atem, der uns heilt.*

Die Heilungstendenz ist in jedem Lebewesen angelegt, denn das Leben will leben. Aber nur der Mensch kann sich aufmachen und diese Kraft in Gang setzen, so daß sie ihm bewußt wird.

Der moderne Mensch lebt in bezug auf seine Gesundheit und seine Krankheiten heute immer noch so wie einst die sogenannten primitiven Menschen. Sie schufen sich gräßliche Dämonenfratzen und glaubten, daß irgendein böser Dämon über sie gekommen sei und ihnen ihre Krankheiten und Gebrechen angehext hätte. Heute heißen diese Dämonen Umwelteinflüsse, Gesellschaft, falsche Erziehung, Vererbung, Bakterien, Viren usw. Der aufgeklärte denkende Mensch müßte jedoch erkennen, daß er selbst seine Krankheiten verursacht hat durch falsche Lebenseinstellung und falsche Lebenshaltung. Hier müßte ein richtiges Denken zur Einsicht führen, daß die nach außen auf die Umwelt projizierte Ursache seiner Leiden in ihm selbst liegt. Und nur dann kann er sich auf den Weg machen und die heilenden Kräfte anregen.

Solange man noch Hilfe von außen erwartet, kann man lange warten, ja, man wird sehr lange vergeblich warten, bis man erwacht und erkennt, daß diese Hilfe von innen kommt. Selbst Jesus, der ganz richtig »Heiland« genannt wird, weist einen geheilten Kranken auf sich selbst zurück und sagt zu ihm: »Dein Glaube hat dir geholfen.«

Der Glaube ist eine spirituelle Kraft, die nichts mit dem Verstand zu tun hat. Aber heute fehlt dem modernen Menschen fast immer das Vertrauen in die heilenden Kräfte der Natur. Denn Leben ist Natur und Natur ist sichtbar gewordener Geist, der Gestalt angenommen hat.

Häufig wird bei Herzinfarkt die Rolle der Ernährung und des Rauchens zu stark in den Vordergrund gerückt, obwohl auch Menschen einen Herzinfarkt erleiden, die mäßig im Essen und Nichtraucher sind. Aber sie leben unter einem beständigen Druck, der durch vielerlei Pflichten auf ihnen lastet. Sie sind mit selbstgewählten oder auferlegten Terminen so beschäftigt, daß sie im wahrsten Sinn des Wortes keine Zeit mehr zum Schnaufen oder zum Verweilen haben. Diese geplagten und von sich selbst zu viel fordernden Menschen vernachlässigen natürlich auch das Atmen durch ihren chronischen Bewegungsmangel. Oder aber sie lassen ein Trimm-Trab-Programm noch zusätzlich in Hetze und Eile abrollen und belasten damit ihr Herz, anstatt es zu erfrischen. Hier kann nur die Einsicht in einen geordneten Lebenslauf Abhilfe schaffen. Vertieftes, ruhiges und bewußtes Atmen läßt langsam Verständnis für größere Zusammenhänge wachsen. Ein Herzinfarkt-Geschädigter entwickelt sich allmählich heraus aus einseitig diesseits bezogener Lebenseinstellung, wenn er sich einmal in aller Ruhe die Frage stellt: »Wer atmet da eigentlich?« Vielleicht dämmert es ihm allmählich, daß es Gesetze gibt, die das menschliche Denken und Trachten übersteigen, und langsam kommt dann die Ahnung, daß er allein nicht alles machen kann, sondern daß er sich in eine größere Ordnung einfügen muß.

Für die zweite Geißel der heutigen Menschheit nach dem Herzinfarkt, dem Krebs, gelten ganz ähnliche Überlegungen. Da man bis heute weder einen Erreger noch eine Behandlungsmethode für diese gefürchtete Krankheit nachweisen kann, liegt die Annahme nahe, daß es sich hier um ein Lebensproblem schlechthin handelt. Im Blut krebskranker Menschen konnte Sauerstoffmangel nachgewiesen werden. Das Blut übernimmt in den Lungenbläschen den Sauerstoff und transportiert ihn bis in die letzte Zelle. Diese lechzt nach dem frischen Sauerstoff und wölbt sich ihm entgegen, um ihn zu empfangen. Da aber ein solcherart erkrankter Mensch pausenlos den Atem mißachtet, beginnt die einzelne Zelle sich nach außen umzustülpen, sie wuchert. Die Wucherung nimmt zu, und so kann der ganze Körper Ort dieses Geschehens sein. Auch hier ist das bewußte Atmen die beste Vorbeugung, damit es gar nicht erst zu diesen gefürchteten Erscheinungen kommt.

Atem und Ernährung

Wenn wir einmal von Ernährungsmißständen absehen, wie zum Beispiel in ganz armen Ländern, wo die Menschen tatsächlich verhungern oder unterernährt sind, und wenn wir dann noch ganz grobe Ernährungssünden außer acht lassen, dann müssen wir feststellen, daß heute sehr oft die Rolle der Ernährung überbetont wird. Ein Mensch mit einem normalen Körpergewicht kann einige Zeit ohne zu essen und eine weniger lange Zeit ohne zu trinken auskommen, aber er kann nur wenige Minuten ohne Atem sein, und schon ist sein Leben in großer Gefahr, ja, vielleicht sogar beendet. Der Atem steht somit an erster Stelle, und die Ernährung ist zweitrangig.

Auch im Zeitalter der zentralen Ölheizungen und der elektrischen Heizmethoden wird sich noch jeder einen Ofen vorstellen können. In den Ofen stecken wir Holz, Kohlen, Papier hinein und zünden es an. Es gibt nun drei Möglichkeiten: Entweder das Feuer brennt hellichterloh auf, es schwelt oder es erstickt. Jeder weiß, daß das mit dem »Zug« zusammenhängt, mit der Sauerstoffzufuhr. Wenn der Ofen einen guten Zugang zum Kamin und damit einen guten Zug hat, brennt das Feuer. Ist der Zug schlecht, dann erstickt das Feuer, und der Ofen wird rußig.

Ich kann nun in den Ofen das kostbarste Brennmaterial hineinstecken, wertvolle Edelhölzer und andere kostbare Dinge, oder ich kann Abfälle aller Art hineintun. Ob das Feuer brennt oder ausgeht, hängt nicht vom Brennmaterial ab, sondern einzig und allein von der Luftzufuhr.

Eine Ernährungsstörung in Form einer Stoffwechselstörung taucht im Traum sehr häufig mit dem Bild des Ofens auf. Wenn wir uns noch einmal an Dornröschen erinnern: Auch dort legte sich der Wind, und das Feuer ging aus, der Braten brutzelte nicht mehr, und erst nachdem die Befreiung durch den von außen eindringenden Königssohn geschah, flammte alles wieder auf.

Wenn man richtig atmet und begeht einen Diätfehler, indem man etwas Unpassendes ißt, dann nimmt sich der gesunde Körper aus der angebotenen Nahrung das heraus, was er gebrauchen kann, das andere scheidet er wieder aus. Wenn jemand nicht richtig atmet und er hat etwas Unverträgliches gegessen, dann hat er sich den Magen oder ein anderes Organ verdorben, weil die mangelhafte Atmung den Verdauungsprozeß stocken läßt.

Es gibt heute so viele verschiedene Diätformen, daß man sich nur schwerlich darin zurechtfindet, wer was wann essen darf, soll, muß, kann. Die Verwirrung und die Gefahr, in eine einseitige, mangelhafte Ernährung hineinzugeraten, ist sehr groß. Hierbei spielt uns unser menschliches Denken ebenfalls sehr oft einen Streich, weil das Gefühl für richtig und falsch verkümmert ist.

An einem einzigen Beispiel möchte ich es erläutern: Jemand hat in einer Zeitschrift gelesen, daß Joghurt gesund sein soll. Deshalb ißt er Joghurt. Aber er ißt nicht einen Joghurt, sondern gleich zwei, drei, vier und sogar fünf Stück auf einmal, denn sein Nützlichkeitsdenken rechnet: Wenn Joghurt gesund ist und ich esse fünf auf einmal, dann tue ich gleich fünfmal etwas für meine Gesundheit. Daß ihm dabei gar nicht ganz wohl ist, verschweigt er vor sich selbst. An einer anderen Stelle hat er nämlich gelesen, daß man Disziplin aufbringen müsse, wenn man gesund werden wolle. Und nun wendet er »eiserne Disziplin« an der falschen Stelle an.

Hier könnte man an unzähligen Beispielen ausführen, wie der intellektuelle Mensch von außen beeinflußt wird, ja sogar gesteuert und regelrecht manipuliert wird.

In manchen Köpfen spukt auch herum, daß durch eine bestimmte Ernährungsform die geistige Entwicklung voranzutreiben wäre. Langsam, aber sicher gleiten sie dabei in eine Fehlernährung hinein, echte Mangelerscheinungen tauchen durch solche einseitigen Ernährungslehren auf. Wenn unser Bewußtsein dadurch zu beeinflussen wäre, daß wir bestimmte Speisen essen und andere wiederum vermeiden, dann wäre doch die Bewußtseinsentwicklung ganz einfach. Ich bräuchte bloß die angezeigten Nahrungsmittel zu bevorzugen und wäre ein »geistiger« Mensch. Das kostet keinerlei Selbsterkenntnis, keinerlei Besinnung, Änderung, Wandlung. So billig läßt sich jedoch Bewußtseinserweiterung nicht erreichen, sondern es kostet aufmerksame und geduldige Hinwendung auf diese zuweilen recht schmerzhaften Vorgänge in unserem Innern.

Kehren wir noch einmal zum Ofen zurück. An diesem sehr anschaulichen Bild können wir aber auch noch etwas anderes erkennen. Der Ofen mit dem schlechten Zug wird in kurzer Zeit verrußt sein. Menschen, die nicht mehr richtig durchatmen, erreichen in ihrem Organismus dasselbe. Bei mangelhafter Ausatmung entstehen im ganzen Körper Schmerzen und Krankheiten durch die abgelagerten Schlacken, denn der Körper hilft sich auf seine Weise.

Nach einem gründlichen Ausatmen setzt ein vertieftes Einatmen von selbst wieder ein. Bei den Atemübungen, wo das Ausatmen betont ist, stellt sich hinterher etwas ein, was fast ein Wunder ist, man fühlt sich leicht, frei, froh und wohl. Ja, mancher fühlt sich leicht wie eine Feder, und er glaubt, er könnte »fliegen«. Das zeigt uns, daß der Körper von Ballast und Schlacken aller Art befreit wurde durch das erzwungene betonte Ausatmen. Auch wenn eine solche Ablagerungskrankheit wie Rheuma oder Arthritis schon lange besteht, kommt es trotzdem – auch bei vorgeschrittenem Alter – zu einer Linderung und sogar Besserung, bei geduldiger Hingabe sogar zu einer Heilung. Medikamente helfen bei Ablagerungskrankheiten gar nichts, sie betäuben nur die Schmerzen, aber sie erzeugen ihrerseits wieder neue Rückstände. Es ist also nicht so, wie die allgemein verbreitete Meinung lautet, daß man in einem bestimmten Alter eben diese oder jene Beschwerden haben muß.

Die üblichen Methoden bei Rheuma, Gicht, Arthritis könnte man mit einem Staubsauger vergleichen, der umgekehrt angewendet wird. Anstatt den Staub aufzusaugen, wird der Staub aufgewirbelt. Mit Wärmebehandlungen, Massagen usw. werden die Schlacken lediglich aufgewirbelt, aber nicht entfernt. Der Leidende weiß das schon, denn hat er den Schmerz im rechten Knie vertrieben, fängt er im linken an, hat er ihn dort vertrieben, fängt er in der Schulter an, ist er dort verschwunden, fängt er an anderer Stelle an, im Ellbogen, im Hüftgelenk, einfach überall. Die Ablagerungen, die die Schmerzen verursachen, werden jeweils an der schmerzenden Stelle aufgescheucht, aber nicht ausgeschieden. Sie lassen sich dann an einer anderen Stelle nieder. Der ganze Körper ist hiervon betroffen. Es muß zu einer verstärkten Ausatmung kommen im Sinne des Reinigungsatmens. Das Ausatmen wird noch erweitert, wenn man gleichzeitig seine Probleme, Konflikte, Sorgen zu den Schlacken hinzunimmt, denn diese Anstrengungen haben die Verspannung und damit die schlechte Atmung verursacht. Wer freilich pausenlos an sein Geschäft, seine Familie, sein Haus, sein Geld *denkt,* der vernachlässigt fortwährend das Atmen.

Durch mangelhafte Atmung sammeln sich viele Schlakken im Blut. Durch bewußtes kräftiges Atmen wird das Blut gereinigt, es wird hell, leuchtend rot, es blüht gewissermaßen befreit auf. Bei Dornröschen wird aus der leidvollen, schmerzhaften Dornenhecke eine blühende Rosenhecke. Die über lange Zeit gelähmte Lebensfreude erwacht wieder.

Da wir pausenlos atmen, können wir uns bei vertiefter, richtiger Atmung am besten von Schlacken befreien. Die anderen Ausscheidungsorgane Darm, Nieren, Haut sind nicht so ohne weiteres und nicht ununterbrochen unserem Bewußtsein zugänglich. Allein den Atem können wir allmählich in die Hand bekommen und damit unser Leben und unsere Gesundheit.

Atem und Tod

Solange wir leben, so lange atmen wir. Oder umgekehrt: *So lange wir atmen, solange leben wir.*

Es gibt im Menschenleben nur eine einzige Sicherheit, und das ist der Tod; alles andere ist unsicher. In verschiedenen alten Kulturen hat man das Sterben bildlich so dargestellt, daß eine feine durchsichtige Gestalt in Form einer Wolke dem Munde des Sterbenden entfliegt. Die Seele verläßt den Körper, der leblos zurückbleibt. Es ist die feinstoffliche oder geistige Gestalt des Menschen, die ihn mit dem letzten Atemzug verläßt.

Niemand von uns weiß, wann dieser Zeitpunkt sein wird. Doch wir können uns *mitten im Leben durch bewußtes Atmen darauf vorbereiten.* Damit fügen wir unserem Leben eine ganz andere Dimension hinzu. Unser Leben verändert sich, wenn wir beginnen, den Atem zu beachten, andächtig zu atmen, den Atem auszukosten, ja zu genießen als etwas sehr Kostbares. Hier fällt uns der Gefangenenchor von Beethoven ein: »Oh welche Lust, in freier Luft zu leben.«

Wir genießen das Leben als ein Geschenk, und einige Unannehmlichkeiten hören ganz von selbst auf, wenn sich unsere Lebenshaltung durch vertieftes Atmen verändert hat. Wir können uns ganz einfach nicht mehr ärgern und ersparen uns damit viele Beschwerden, wenn wir uns vergegenwärtigen, daß einmal ein Atemzug unser letzter sein wird. In dieser letzten Erdensekunde sollten wir uns nicht mit Ärger und Aufregung belasten, sondern wir sollten frei davon sein. Wenn wir uns ärgern und aufregen, denken wir an etwas Unangenehmes; wenn wir atmen, können wir nicht daran denken.

Wenn wir atmen, ernähren wir unsere Seele. Sie gehorcht anderen Gesetzen als unser Denken und braucht deshalb andere Nahrung. Haben wir unsere Seele durch vertieftes Atmen gestärkt, dann tritt einseitig betontes, irdisches Denken zurück. Das erspart uns Ärger, Konkurrenzkampf, Nützlichkeitsdenken, Lebensangst und Todesangst. Alle die Dinge, an die wir ein Leben lang *dachten,* werden angesichts des Todes unwichtig, denn wir müssen sie beim Überschreiten dieser Schwelle zurücklassen.

Das Denken trennt die Menschen, auch dann, wenn es ganz einfache, alltägliche Gedanken sind, keine großen ideologischen Denkgebäude, sondern nur das allgemein Übliche, etwa meine Familie, mein Haus, mein Geschäft, mein Geld, mein Beruf zum Beispiel. Genauso wie Dornröschen im Turm gefangen ist, geraten solche Menschen in die Isolation und in die schmerzhafte Einsamkeit der leidvollen Dornenhecke. Erst der von außen eindringende Befreier, der Atem, verwandelt sie in eine blühende Rosenhecke. Er stellt die Verbindung zur Außenwelt wieder her. *Der Atem ist das Tor zu allem Lebendigen,* denn alles atmet, und alles ist inniglich ineinander verschlungen und aufeinander angewiesen. *Der Atem ist auch das Tor, das wir im Tode durchschreiten.* Der Atem verbindet uns auch mit dem Tod. Wenn der Atem das Tor zu allem Lebendigen und zugleich das Tor zum Tode ist, dann ist er von neuem das Tor zum Leben, aber nun zum geistigen, zum spirituellen Leben.

Die Todes- und damit die Lebensangst entspringt dem irdisch fixierten Denken, das die Austreibung aus dem Paradies zur Folge hatte. Diese Bewußtseinsentwicklung ließ die Menschen erkennen, daß ihr Leben auf der Erde begrenzt ist, daß ihr Körper sich wieder in die irdischen Elemente auflöst, nachdem der Atem ihn verlassen hat. Sie erkannten, daß auf dem Acker des Lebens Disteln und Dornen wachsen, so wie Dornröschen von Dornen umgeben ist.

Der Atem ist das Band zwischen dem Diesseits und dem Jenseits. Solange wir leben, gehen wir pausenlos hinüber und herüber. Erst im Tode wird die Verbindung zur Erde endgültig aufgelöst.

Es ist ein Irrtum zu glauben, daß wir an dem einen Tag sterben, der auf dem Standesamt als Todestag eingetragen wird. Wir sterben im Laufe des Lebens von Geburt an tausendfältig. Wer sich davon überzeugen will, braucht nur einmal sein Fotoalbum in die Hand zu nehmen und die Bilder von sich zu betrachten, um daran die vielen Verwandlungen zu erkennen, die durch die fotografischen Aufnahmen festgehalten wurden.

Wir sterben jeden Tag neu und stehen jeden Tag wieder neu auf. Wenn man das erkannt hat, fällt jede Furcht vor dem Sterben weg. Der Atem stößt das Tor auf, zum spirituellen wie zum diesseitigen Leben. Wir sind schon jetzt und hier in einer anderen Bewußtseinsebene zu Hause und fürchten uns nicht mehr vor dem letzten Atemzug, der uns endgültig mit der spirituellen Dimension verbindet. Und damit fällt alles Ängstliche, Kleinliche von uns ab. Der Atem, das große Geheimnis, hat uns zu dieser Erkenntnis geführt.

Nachdem der letzte Atemzug ausgehaucht wurde und somit die Seele den Leib verlassen hat, dringt erneut Luft in den Körper. Aber es ist nun gewöhnliche Luft und nicht der lebendige Atem, der alles in Bewegung setzte bis hin zur letzten Zelle. Dieses letzte Aufbäumen ist nur scheinbar ein Einatmen. Es geht wie ein Zittern durch den Sterbenden hindurch, und die Wirbelsäule streckt sich. Allerdings sind heute die Wirbelsäulenschäden so stark, daß sie sich nicht mehr ganz streckt. Aber das Neugeborene kommt auf die Welt mit einer ganz geraden Wirbelsäule. Der auf Erden Sterbende ist auf der geistigen Seite ein Neuankömmling, ein Neugeborener.

Dieses letzte Eindringen von außen in den leblosen Leichnam beginnt sein Werk. Es löst die Gestalt auf, sie verwest. Das heißt, das Wesen verschwindet, nachdem das Wesentliche daraus entschwunden ist, die form- und gestaltgebende Kraft des Atems. Bei der Geburt ist der Vorgang umgekehrt. Das Neugeborene beginnt sich seinen Leib zu schaffen durch die Nahrung und das Atmen.

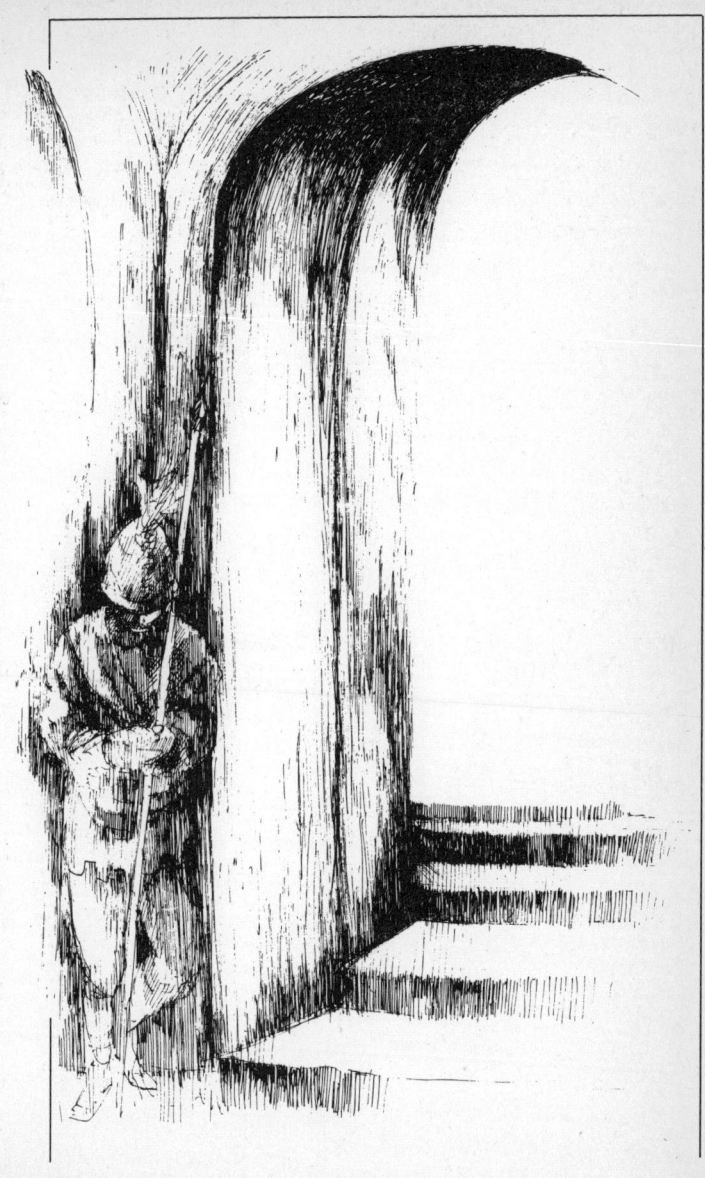

Erziehung zum Atmen

Wenn wir nunmehr zu der Erkenntnis gekommen sind, daß der Atem unser Leben ist, dann können wir leicht feststellen, *daß falsches Atmen falsches Leben ist.* Jeder, der mit kranken Menschen zu tun hat, kann es sehen, daß der Kranke nicht richtig atmet. Den Satz können wir umdrehen: Jeder, *der nicht richtig atmet, wird krank.* Ja, er muß krank werden. Dazu kommt heute bei vielen die Erfahrung, daß Medikamente nicht helfen und es auch gar nicht können, denn wenn das Leben falsch gelebt wird, kann nicht ein chemisches Erzeugnis, in einer Fabrik künstlich hergestellt, das Leben ändern.

Hier muß die Erziehung zum Atmen einsetzen. Kung Futse sagte: »Das erste, was gelehrt werden muß, ist der Atem.«

Sehen wir uns einmal in einer Schulklasse um. Was sitzen da für krumme Gestalten herum, beinahe könnte man sagen, was hängen da für Gestalten herum. Man sehe sie sich auf dem Schulweg an! Dasselbe Bild bietet sich, wenn man ein Lokal betritt. Beinahe alle Gäste sitzen mehr oder weniger gekrümmt, kaum einer, der aufrecht und gerade dasitzt.

Die Atmung wird schon rein äußerlich durch die Haltung beeinflußt. Es dauert im allgemeinen eine ganze Weile, bis das Gefühl für die aufrechte Haltung und damit für den frei fließenden Atem gewonnen ist.

Richtiges Atmen erzieht ganz von selbst ohne lästige Ermahnungen zum Ablegen einiger Untugenden wie z. B. das Rauchen, ein Übermaß an Süßigkeiten, Alkohol usw. Hat man sich an vertieftes Atmen gewöhnt, kommt ganz von selbst der Tag, an dem man das Rauchen nicht mehr ertragen kann. Dieses gesundheitsschädigende Laster ist von uns abgefallen wie welke Blätter vom Baum. Ganz ähnlich verhält es sich mit anderen Süchten. Jede Sucht entspringt einer Sehnsucht nach der Erfüllung eines Wunsches, der aber ganz verborgen ist. Unsere Seele kommt heute im allgemeinen zu kurz, ja, sie darbt geradezu und ist unterernährt, während der Körper und der Verstand gemästet und demzufolge überbewertet werden. »Wissen ist Macht« ist für viele heute immer noch der Leitspruch ihres Lebenszieles. Der gut ausgebildete Intellekt bringt die sichtbare Leistung hervor, die Anerkennung, die Steigerung des Ichbewußtseins. So begegnen uns denn heute auf Schritt und Tritt die nervösen Störungen, weil das Gleichgewicht zugunsten des Verstandes verschoben ist. Das Denken muß durch das Atmen ergänzt werden. Mit dem Atmen verbindet sich das Fühlen, das Spüren einer ganz anderen Bewußtseinsebene.

Die Erziehung zum Atmen wird heute für viele Selbsterziehung sein. Man beginnt mit einer Atemform, von der man spürt, daß sie guttut. Wenn man erst einmal mit bewußtem Atmen begonnen hat, merkt man sehr schnell, daß sich beinahe von selbst aus einer Übung die nächste entwickelt. Es gibt eine solche ungeheure Fülle an Atemübungen, daß der Rahmen dieses Buches gesprengt worden wäre, wollte man alle Übungen schildern. Aus einer Übung entsteht die nächste. Jeder bewußt Atmende gelangt auf eine neue Bewußtseinsebene; er wird selbst schöpferisch. Zuerst fühlt er nur, was ihm guttut. Dieses Gefühl oder Gespür entwickelt sich zu einem sicheren Wissen.

Praxis

1. Allgemeine Regeln

Oberstes Gebot ist Gewaltlosigkeit (ahimsa). Gilt dies für alle Übungen und die gesamte Lebenshaltung, so aber noch ganz besonders für Atemübungen. Ein Hauch ist etwas ganz Zartes. Wir bezeichnen damit immer nur das eben Angedeutete. Ein Hauch ist etwas kaum Faßbares, etwas sanft Vorüberschwebendes. Mit einem Atemhauch müssen wir behutsam, vorsichtig und geduldig umgehen.

1. Keine Atemübungen machen unmittelbar nach dem Essen. Besser ist es vor den Mahlzeiten. Es sollte einige Zeit nach einer größeren Mahlzeit verstrichen sein, bevor man mit dem Üben beginnt.
2. Ein untrügliches Zeichen für die richtige Ausführung der Atemübungen ist das Wohlbefinden und, wenn Störungen vorlagen, daß diese langsam abklingen und verschwinden.
3. Tauchen irgendwelche Unlustgefühle auf wie Schwindel, Kopfschmerzen, Widerwille, Herzklopfen, Beklemmungen und ähnliches, dann muß man die Übungen einstellen und versuchen zu ergründen, was man falsch gemacht hat. Es gibt viele Fehlerquellen. Man kann zur falschen Zeit begonnen haben, oder man hat zuviel gegessen, oder es herrscht eine extreme Witterungslage, zum Beispiel im Sommer Gewitter, Schwüle, große Hitze, Föhn, Sturm. Oder man hat die falsche Übung angesetzt, die einem im Augenblick nicht zuträglich ist. Oder man macht die Übung nicht in der richtigen Weise, vielleicht zu angestrengt, zu sehr mit dem Willen, zuwenig einfühlsam, man ist zu ungeduldig, nicht behutsam genug.
4. Wenn es die äußeren Witterungsbedingungen erlauben, dann in die frische Luft gehen, um zu üben, sonst

den Raum gut durchlüften. Im Winter für indirekte Lüftung sorgen, indem im Nebenraum ein Fenster geöffnet wird.

5. Sich bequem kleiden. Besonders die Leibesmitte muß von Druck durch Gürtel, Mieder, Gummibänder befreit werden, damit sich die Rippen und die Flanken ausdehnen können. Aber auch der Hals muß von einengenden Kragen, Krawatten oder Schmuck befreit werden. Allzu feste und enge, lange Hosen behindern den Beckenboden, der der Gegenspieler zum Zwerchfell ist. Auch in diesem Fall muß an Abhilfe gedacht werden.

6. Will man mit den Atemübungen ein bestimmtes Ziel erreichen, dann muß man regelmäßig zu festen Zeiten die Übungen ansetzen, so wie man es gewöhnt war, seine Medizin einzunehmen. Der Atem ist jetzt die lebendige Medizin. Zum Beispiel dreimal täglich vor den Mahlzeiten oder zweimal täglich morgens und abends. Hat man sich erst einmal an einen festen Rhythmus gewöhnt, dann wird es so selbstverständlich wie das morgendliche Waschen oder Frühstücken.

7. Niemals mit der Uhr den Atem beherrschen wollen; das ist falsch. Der Atem ist etwas Lebendiges, die Uhr ist ein fremder Rhythmus.

8. Mit Übungen, bei denen der Atem nach dem Einatmen angehalten wird, sollte man äußerst sparsam umgehen. Nur ausnahmsweise solch eine Übung machen, denn dadurch werden die weitverbreiteten Spannungen noch verstärkt.

9. Wenn man seine Übungen beendet hat, dann vergißt man sie wieder und überläßt dem Körper das Atmen, das wieder von alleine kommt.

10. Man darf nicht zuviel mit dem Atem herumexperi-

mentieren, sonst kommt man ganz durcheinander. Man macht bestimmte Übungen und hört dann wieder auf damit. Die Umstellung erfolgt allmählich durch regelmäßiges Üben, bis man zuletzt immer richtig durchatmet und das Ziel erreicht hat: eine gleichmäßige, ruhige Atmung.

2. Bewußtes Atmen

Wir beginnen damit, uns überhaupt erst einmal unseres Atems bewußt zu werden. Das können wir in jeder Stellung tun, im Sitzen, Liegen, Stehen, Gehen. Wir versuchen dabei, an jeden Atemzug zu denken. Wir atmen bedachtsam ein und aus. Wir kontrollieren jeden Atemzug, es darf keiner unserer Aufmerksamkeit entgehen. Wir greifen nicht in den Atem ein, sondern wir beobachten nur, wie der Atem kommt und geht. Wir fühlen den Atem. Wenn man es im Liegen macht, kann man die Hände auf den Bauch oder auf die Mitte legen und fühlen, wie sich der Leib hebt und senkt; er geht auf und ab. Man kann sich auch auf die Nase konzentrieren und fühlen, wie der Luftstrom ein- und ausgeht.

Schon bei dieser unscheinbaren Übung entdecken wir, daß am Anfang höchste Konzentration nötig ist. Unsere Gedanken schweifen immer wieder ab, und wir brauchen zuerst viel Geduld mit uns selbst, denn unsere Gedankenunruhe ist sehr groß. Dies ist eine sanfte Vorstufe der Konzentration, die unsere Gedanken daran hindert, sich zu zerstreuen.

Obwohl wir hierbei noch nicht in den Atemverlauf eingreifen, merken wir doch, daß etwas geschieht. Wir werden ruhiger und ausgeglichener. Es kann eine Hilfe zum Einschlafen sein, wenn es unsere aufgeregten, zerstreuten Gedanken sind, die uns am Einschlafen hindern.

3. Durch die Nase atmen

Normalerweise atmen wir *immer durch die Nase* ein und aus. Nur bei einigen Übungen wird durch den Mund geatmet. Das ist aber immer eine Ausnahme und ist dann auch als solche angegeben. Man muß immer wieder zur Nasenatmung zurückkehren. Um zu erkennen, warum man durch die Nase atmen muß, halten wir uns die hohle Hand dicht vor die Nase und atmen gegen den Handteller aus. Es dauert gar nicht lange, bis wir auf der Haut die feuchte Wärme fühlen. Ein weiteres sehr anschauliches Beispiel erleben wir im Winter, wenn unser Auto bei ca. null Grad Außentemperatur draußen stand und wir uns hineinsetzen. Sofort sind sämtliche Fensterscheiben beschlagen und undurchsichtig. Die ausgeatmete Luft ist feucht und warm. Sie feuchtet beim Ausatmen die Nasenschleimhäute an, damit diese ihre Aufgabe erfüllen können. Sie müssen die von außen eindringende Luft filtern, erwärmen und anfeuchten. Wenn wir uns in einem staubigen Raum, im Großstadtverkehr oder in einer rußigen Industriegegend aufgehalten haben und hinterher die Nase in ein weißes Taschentuch schneuzen, sehen wir die Unreinheiten, die die Nase zurückgehalten hat, die damit die Lungen vor deren Eindringen geschützt hat. Die Außentemperatur ist in unseren Gegenden immer niedriger als die im Körperinnern herrschende Temperatur. Die Luft muß deshalb erwärmt werden. Die dritte Aufgabe der Nase, die Luft anzufeuchten, ist ebenfalls für unsere Gegend erforderlich, und das ganz besonders während der langen Heizungsperiode im Winter, wo in geschlossenen Räumen die Luft sehr trocken ist. Hier muß man immer für genügend Luftfeuchtigkeit sorgen, um das Austrocknen der Nasenschleimhäute zu vermeiden, weil sie sonst für Erkältungskrankheiten anfällig sind.

Aber das allein genügt nicht als Begründung, warum für den Menschen die Nasenatmung gefordert werden muß. Die ganze seelisch-geistige Entwicklung hängt mit dem Nasenatem zusammen. Die einströmende Atemluft geht nur zu einem Teil in die Lungen. Ein anderer Teil steigt sofort nach oben durch das Siebbein ins Gehirn und von dort das Rückenmark hinunter. Aus dem Rückenmark treten die Nervenwurzeln heraus, die als Nervenstränge und -bahnen dann den ganzen Körper durchziehen. Wir können sie gut mit Telefondrähten vergleichen. Sie sind das irdische System, in dem sich unsere Seele bewegt. Unsere Seele wird deshalb durch richtiges Atmen ernährt und gestärkt.

In der Nase sind drei Nasenmuscheln. Wir können sie uns gut so vorstellen wie die Windungen eines Warmwasserheizkörpers. Die Luft streicht durch diese Windungen, wird gereinigt, erwärmt und angefeuchtet. In der obersten Windung befinden sich die Riechnerven, die durch den Knochen hindurch direkt ins Gehirn gehen. Hier ist der Knochen durchlöchert und trägt deshalb den passenden Namen Siebbein. Wenn ein Hund eine Spur verfolgt, dann schnuppert er mit seiner Nase. Dabei schnüffelt er die Luft stoßweise ein, und durch dieses Schnüffeln streicht sie vorwiegend am oberen Nasengang entlang, wo die Riechnerven sitzen, die beim Hund viel zahlreicher sind. Der Hund ist dem Menschen im Geruchssinn haushoch überlegen. Deshalb brauchen wir den treuen Vierbeiner für vielerlei Spür- und Suchdienste.

4. Prana – göttlicher Lebenshauch

Die Luft, die wir mit dem Atmen in uns aufnehmen, ist ein Gasgemisch, das sehr viele Bestandteile hat. Man glaubt oft, daß der Sauerstoff das Wichtigste sei. Er wird überbewertet, während der Anteil der im Körper für den Verbrennungsprozeß verbraucht wird, ein ganz geringer Prozentsatz ist. Es ist deshalb richtiger und besser, wenn wir dieses Gasgemisch als Prana bezeichnen, was soviel heißt wie Lebenskraft, Lebenshauch, und wir können es gern als göttlichen Lebenshauch bezeichnen.

Prana ist die Lebensenergie schlechthin *oder das Lebensprinzip,* das in allem Lebendigen drin ist. Wir können es deshalb auch Ätherkraft, Sonnenkraft, Vitalkraft, kosmische Kraft nennen. Es ist nicht richtig, wenn die Rolle des Sauerstoffs in den Vordergrund gerückt und die Atmung deshalb nur als Gasaustausch betrachtet wird. Wir benötigen alle Bestandteile der Atemluft, auch diejenigen, die in ganz winzigen Mengen vorhanden sind. 1 % der Atemluft sind Edelgase, von denen uns fünf bekannt sind: Helium, Argon, Neon, Krypton und Xenon. Die größten Anteile haben der Stickstoff mit ca. 78 % und der Sauerstoff mit ca. 20 %, von dem sich aber in der ausgeatmeten Luft wieder 16 % befinden. Außer den genannten finden wir noch alle möglichen anderen Bestandteile in winzigsten Mengen in der Atemluft. Nicht vergessen wollen wir die verschiedensten Düfte, angenehme wie unangenehme, die uns entweder in der freien Natur das Atmen zur Freude gedeihen lassen können oder aber zur Qual machen in einer verseuchten Industrieatmosphäre.

Da nur ein Teil des aufgenommenen Atems in die Lungen strömt und ein anderer Teil durch das durchlöcherte Siebbein ins Gehirn und in das Rückenmark gelangt, können wir uns ganz lebhaft vorstellen, was wir mit dem Atem alles erreichen können. Um es kurz vorweg zu sagen: Mit dem Atem läßt sich einfach alles bewerkstelligen.

Wir können uns anregen oder dämpfen, den Schmerz wegatmen, Krankheiten heilen. Kurzum: Der Atem ist die Lebensenergie, die Lebenskraft, ja das Leben überhaupt.

Die Weisheit, die jedem Lebewesen innewohnt, führt von selbst die Aufteilung des Gasgemisches durch: welcher Anteil in die Lungen und welcher in das zentrale Nervensystem gelangt. Im Rückenmark liegen die fünf Bewußtseinsebenen, im Sanskrit, »Cakra« genannt. Der Atem splittert sich so auf, daß jedes der fünf Prinzipien die zu ihm gehörende Energie empfängt und atmend aktiviert wird. Hier müssen wir bekennen, daß unser Verstand nicht weiß, welche Feinheiten im Atem verborgen sind. Aber hier liegt auch der Grund, weshalb richtige Atmung unsere Nervenkraft stärkt, während mangelhafte oder oberflächliche Atmung nervlich-seelische Störungen verursachen muß. Der moderne Mensch hat nicht einmal mehr Zeit, um richtig zu atmen, und so manövriert er sich selbst durch seine Hetze in viele Krankheiten hinein.

Wenn in vielen alten Sprachen Atem, Hauch, Seele ein Wort ist, so sehen wir jetzt die tieferen Zusammenhänge. So ist es auch kein Wunder, wenn heute die seelischen Störungen zunehmen und bereits bei Kindern anfangen. Es ist deshalb an der Zeit, schon in der Schule mit der Atemerziehung zu beginnen, weil die richtige Atmung die Voraussetzung für ein richtiges Leben ist. Es kann nicht nur um die sichtbare Leistung im Leben gehen, bei der der Mensch auf der Strecke bleibt und sich nicht mehr seines Lebens erfreut.

5. Kräftig ausatmen

Bevor man an das Einatmen denkt, muß man zuerst kräftig ausatmen. Wenn eine Tasse voll Kaffee ist, kann ich nichts mehr dazugießen. Ich muß die Tasse erst leer machen. Wenn ich richtig gründlich ausgeatmet habe, strömt der Atem ganz von selbst wieder ein, ja, es entsteht ein regelrechter Sog. Ich brauche gar nichts dazu zu tun, der Atem wird geradezu eingesaugt. Wenn ich längere Zeit in einem verräucherten Lokal geweilt habe und ich bin danach wieder in der frischen Luft, befreie ich mich zuerst einmal von dem Mief, indem ich mehrere Male bewußt ausatme.

Es braucht sicher nicht besonders erwähnt zu werden, daß das Rauchen eine üble Angewohnheit, ja, eine unbegreifliche Torheit des modernen Menschen ist.

Man kann das Ausatmen noch verstärken und erweitern, wenn man bewußt alles das ausatmet, was unbrauchbar ist, also alle Schlacken, alle verbrauchten Stoffe, alle Schmerzen. Zu den Dingen, die unbrauchbar sind und uns deshalb hindern, gehören heute auch alle unsere Probleme, Konflikte, alle Schwierigkeiten, eben alle jene unsichtbaren Dinge, die jeder von uns mit sich herumträgt und die uns belasten, zuweilen kränken, und das heißt, uns krank machen. Haben wir gründlich und bewußt ausgeatmet und uns davon befreit, dann brauchen wir uns um das Einatmen nicht mehr zu sorgen; es kommt ganz von selbst.

Um einmal den Zusammenhang zwischen seelischen Erlebnissen und der Atmung zu erkennen, vergegenwärtigen wir uns das Nachfolgende, was wahrscheinlich jeder von uns schon einmal erlebt hat: Wir lagen im Schlaf, als uns ein Geräusch aufweckte. Erschreckt fuhren wir in die Höhe, richteten uns auf, und um besser zu hören, hielten wir den Atem an. Wir sind vor Schreck erstarrt und atmen nicht mehr weiter, wir lauschen atemlos. Die Spannung ist unerträglich, es entsteht eine echte Verkrampfung.

Das Gegenteil, nämlich eine Lockerung, erfahren wir durch einige Übungen, bei denen man gezwungen ist, gründlichst auszuatmen, wenn man die Endstellung der Übung erreichen will. Nachfolgend zwei Beispiele:

1. Übung

Diese erste Übung heißt *die Nierenschraube oder -zange.* Wir liegen auf dem Rücken auf dem Boden auf einer Unterlage. Das linke Knie ziehen wir hoch in Richtung Brust, drehen es dann nach rechts und legen es auf den Boden, dabei den Fuß mit der Innenkante ebenfalls ablegen. Die rechte Hand legt sich auf das linke Knie und hält es fest. Das rechte Knie wird nach hinten abgewinkelt, und die linke Hand ergreift den rechten Fuß. Man muß ihn richtig fest umfassen, sonst rutscht er schnell wieder heraus. Nun wird sehr langsam und vorsichtig der Fuß nach hinten auf den Boden gelegt, der Kopf wird ebenfalls nach hinten gedreht, und die linke Schulter sollte mit zurückgehen bis auf den Boden. Dabei wird wahrscheinlich am Anfang das linke Knie den Boden wieder verlassen. Wir bleiben nun am Boden liegen und versuchen, diese Drehung mit der betonten Ausatmung zu erreichen. Wir sind hier sogar gezwungen, mehr aus- als einzuatmen, da das Einatmen durch die Drehung erschwert wird. Die Endstellung ist erreicht, wenn alles bequem auf dem Boden liegt, das linke Knie, der linke Fuß mit der Innenkante, von der rechten Hand fixiert, dann die linke Schulter, der rechte Fuß mit der Außenkante, der Kopf ist nach links gedreht. Auf den Hals muß man achten, denn es besteht die Neigung, den Hals vorzupressen; das ist ein Fehler.

Hat man erreicht, daß alles am Boden liegt, dann bleibt man so lässig und locker wie irgend möglich liegen.

Bei dieser Übung ist der stärkste Drehpunkt in der Nierengegend, deshalb hat sie den Namen Nierenzange oder -schraube. Viele müssen nach der Übung gleich mehrmals auf die Toilette zum Wasserlassen, so stark wurde die Nierentätigkeit angeregt. Anschließend zurückkehren in die Rückenlage, dabei zuerst den Fuß loslassen, danach das Knie, und nun abwarten: Meistens wird ganz deutlich am Drehpunkt die stärkere Durchblutung als Wärme erfahren. Nach einer Ruhepause die Übung zur anderen Seite machen.

2. Übung

Eine weitere Übung, die uns zum *intensiven Ausatmen* zwingt, soll noch aufgeführt werden. Es ist ebenfalls eine *Wirbelsäulendrehung in der Rückenlage,* die sich besonders vorteilhaft bei *Ischiasbeschwerden* auswirkt und bei ständigem Üben diese ganz verschwinden läßt. Wir liegen auf dem Rücken und ziehen beide Knie an. Die Fußsohlen setzen wir auf den Boden. Nun schlagen wir den linken Oberschenkel über den rechten, so wie wir oft sitzen mit übereinandergeschlagenen Beinen, was eine sehr schlechte Sitzgewohnheit ist, die man sich schleunigst abgewöhnen sollte. Wir drehen nun beide Beine miteinander nach rechts, bis sie fest am Boden liegen. Die rechte Hand wird auf das linke Knie gelegt und kann die Beine festhalten. Der linke Arm wird ganz nach links ausgestreckt, der Kopf wird ebenfalls nach links gedreht. Zuletzt soll der ganze Arm einschließlich Schulter am Boden liegen, ebenso das Beinpaket auf der rechten Seite. Wir erreichen das durch intensives Ausatmen. Hierbei kann man ganz deutlich spüren, wie sich der Brustkorb beim Einatmen hebt, und damit geht die Schulter in die Höhe. Beim Ausatmen sinkt der Brustkorb zusammen, und damit sinkt die Schulter auf den Boden. Das wollen wir zuletzt erreichen und betonen deshalb die Ausatmung. Wenn wir die Übung auflösen, holen wir zuerst den Arm von hinten wieder zurück, dann lassen wir die Beine los und drehen uns langsam zurück in die Rückenlage. Sind Schmerzen vorhanden, muß man sich sehr behutsam zurück auf den Rücken drehen, eventuell sogar mit den Händen nachhelfen beim Zurückdrehen. Sind besonders Kreuz- oder Ischiasschmerzen zu spüren, dann zieht man beide Knie zur Brust hin an und drückt sie mit den Händen auf den Bauch und damit das Kreuz auf den Boden. Nach einer Pause wird die Übung zur anderen Seite gemacht.

3. Übung

Eine dritte Übung mit betontem Ausatmen soll hier noch ausgeführt werden, weil sie sich besonders gegen die heute so weit verbreiteten *Allergien* einsetzen läßt. Sehr häufig beruhen Allergien darauf, daß die Leber mit einem zurückgehaltenen Stoff nicht mehr fertig wird, und der Körper versucht nun, ihn durch die Haut nach außen zu schikken und die Leber dadurch von dieser Belastung zu befreien. Man muß natürlich seine Lebensgewohnheiten und seine Ernährung durchforschen, um zu erkennen, welcher Stoff hier in Form einer Allergie an die Oberfläche drängt. Allerdings ist das heute recht schwierig, da sämtliche Nahrungsmittel auf ihrem Herstellungsprozeß und Werdegang mit Chemikalien und Giften aller Arten in Berührung kommen.

Trotzdem muß man sich selbst als Detektiv betätigen, um herauszufinden, was den Organismus so belastet, daß er es durch die Haut nach außen schickt. Es ist meistens die Leber, die wie ein Schwamm die Nahrungslösung filtert und ihre Aufgabe so lange reibungslos erfüllt, bis dieser

Filter keine Gifte mehr zurückhalten kann, weil es zu viele geworden sind. Der *Drehsitz* wirkt sich hier ganz besonders aus, weil die Leber zusammengedrückt wird, das Blut wird herausgepreßt und kehrt dann in der Ruhelage wieder zurück. Eine kräftige Durchspülung der Leber wird erreicht, und es wird einem ganz warm dabei.

Wenn man ein Tuch auswringt, wird das Wasser ausgewrungen. Bei dieser Übung drehen wir den Rumpf ganz ähnlich wie das Tuch. Wir sitzen und drehen uns, deshalb heißt die Übung richtig *Drehsitz*. Sie hat viele Variationen in der Bein- und Handhaltung, aber allen gemeinsam ist die betonte, starke Ausatmung; man wird zum Ausatmen gezwungen. Autofahrer müssen häufig unfreiwillig den »Drehsitz« einnehmen beim Einparken oder Rückwärtsfahren. Sie werden schnell spüren, daß das nach hinten Sehen leichter geworden ist durch diese Übung.

Drehsitz, 1. Form: Wir sitzen am Boden, das rechte Bein ausgestreckt, das linke Knie angezogen, die Fußsohle am Boden. Der Fuß kann ganz weit hochgezogen werden in Richtung Hüfte, oder man läßt ihn weiter abwärts gleiten, je nachdem, wie es bequem auszuhalten ist. Wir stützen uns mit beiden Armen nach hinten auf den Boden und strecken den Rücken. Nun drehen wir den Oberkörper so nach links, daß die linke Schulter ganz nach hinten zeigt. Die linke Hand wandert dabei am Boden zurück. Die rechte Hand wird auf den linken Fuß oder an das linke Knie gelegt, je nachdem, wie gut man es kann. Ist die Wirbelsäule stabil genug, so daß man sich nicht mit der linken Hand auf den Boden stützen muß, dann kann der linke Arm um den Rücken herumgelegt werden. Die Hand liegt dann mit dem Handrücken auf der rechten gedrehten Seitenflanke. Der Kopf wird ebenfalls nach hinten gedreht. Die Augen sind geöffnet und sehen die hintere Wand an. Bei jedem Ausatmen kann die Drehung verstärkt werden.

Nach dem Auflösen der Übung in die Rückenlage gehen und das Zurückströmen fühlen. Durch das aus der Leber herausgepreßte Blut kann einem so warm werden, daß man die Übung im Sommer bei warmer Witterung gar nicht gern ausführt, wohl aber im Winter.

Wir richten uns wieder auf, das rechte Bein gestreckt, das linke Knie angezogen, Fußsohle auf den Boden gesetzt, beide Arme hinten aufgestützt mit den Händen. Doch nun die rechte Schulter nach hinten drehen, den rechten Arm um den Rücken legen, die Hand mit dem Handrücken auf die linke Rückenflanke. Die linke Schulter nach vorn, die linke Hand locker an den linken Fuß oder zum Knie. Beide Schultern stehen jetzt parallel über den Oberschenkeln, und das ist die Drehung. Der Kopf ist nach hinten gedreht, die hintere Wand wird angesehen.

Dieselbe Übung mit gestrecktem linken Bein und rechtem Knie angezogen, ebenfalls nach rechts und links wie vorher beschrieben.

Drehsitz, 2. Form: Das rechte Bein gestreckt lassen, doch nun den linken Fuß *über* das rechte Knie setzen, das übrige wie zuvor. Danach linkes Bein gestreckt und das rechte Knie darübersetzen.

6. Passives ausatmen

1. Übung

Wir atmen normal ein und lassen dann den Atem von selbst wieder ausströmen. So als ob man aus einem luftgefüllten Ball das Ventil herauszieht und die Luft ausströmen läßt. Wir fühlen den Atem zur Nase einströmen und lassen dann los. Der Atem entweicht von selbst. Wir fühlen, wie wir zusammensinken, wie wir leer werden. Wir helfen nicht nach durch kräftiges Ausatmen, sondern wir lassen den Atem ausströmen. Hier entsteht ganz von selbst nach dem Ausatmen eine kleine Pause. Vielleicht entsteht nach einiger Zeit ein solches Gefühl der Ruhe, daß auch das Einatmen von selbst sanft und langsamer wird. Das ist eine Atemübung, die beim Einschlafen helfen kann.

2. Übung

Diesmal lassen wir uns beim Ausatmen sinken und ruhen uns aus. Dabei lassen wir den Atem langsam entströmen und lassen das Gewicht des Körpers absinken. Wenn wir die Übung im Liegen machen, werden wir einzelne Glieder deutlicher fühlen, an einigen Stellen den Kontakt mit der Unterlage spüren. Hierbei kann man viele Wahrnehmungen haben, das ist bei jedem anders und jeden Tag neu. Auch diese Übung eignet sich vorzüglich zum Einschlafen.

7. Bauchatmung

Das Wort »Bauchatmung« ist eigentlich falsch, denn der Bauch atmet nicht, aber wir bewegen mit Hilfe der Bauchmuskeln das Zwerchfell, und wir können deutlich sehen, wie sich der Bauch bewegt. So hat sich das Wort »Bauchatmung« eingebürgert, als Gegensatz zur Zwerchfellatmung, wo das Zwerchfell bewußt bewegt wird. Bauchatmung ist im Grunde Zwerchfellatmung.

1. Übung

Wir begeben uns in die Rückenlage, die Hände auf den Bauch legen. (Der Bauch ist unterhalb vom Bauchnabel!) Das heißt, die Daumen liegen am Bauchnabel und die vier Finger darunter, die kleinen Finger beinahe in der Leistenbeuge. Beim Ausatmen den Bauch zurückziehen in Richtung Kreuz oder in Richtung Boden. Beim Einatmen diese Anspannung, die durch das Ausatmen entstanden ist, loslassen. Der Bauch kommt dann von allein so weit wieder heraus, wie es erforderlich ist. Hier muß man aufpassen. Wenn man versucht, den Bauch vorzuwölben, kann es sogar sein, daß das Kreuz mitgeht, was falsch ist. Den Bauch vorzudrücken oder gar vorzupressen ist ebenfalls falsch. Man läßt einfach die Anspannung los, die durch das Zurückziehen des Bauches beim Ausatmen entstanden ist, und überläßt es der natürlichen Atembewegung, wie weit der Bauch wieder locker wird.

Diese einfache Atmung hat so viele Vorteile, daß man sie nicht oft genug empfehlen kann. Zuerst muß man sie natürlich üben, am besten in der Rückenlage. Später kann man dann immer so atmen. Hierbei verlangsamt und beruhigt sich der Atem und damit wir selber. Wenn man laufend diese Atemform geübt hat, kann man sich zuletzt überhaupt nicht mehr aufregen. Der Atem stellt sich von der oberflächlichen Form allmählich auf diese richtigere um.

Um zu erkennen, daß diese vertiefte Atemform anders ist als unser alltäglicher Atem, stellen wir uns einmal auf unsere gewohnten Gedanken um. Jeder von uns denkt etwas anderes, die Namen sind verschieden, tausendmal tausend Gedanken, doch die Tatsache ist bei allen dieselbe: Während wir denken, rutscht der Atem ein Stückchen hinauf. Er geht leichter, oberflächlicher, hastiger. Der Atem hat sich auf eine Form umgestellt, die man getrost als Sparflamme oder auch »Bibberles«-Atem bezeichnen kann. Dabei wird immer nur ein Teil der Atemmöglichkeiten ausgenützt, der Rest des Lungengewebes bleibt unbelüftet und stirbt allmählich ab, wenn diese oberflächliche Atemform jahrein – jahraus beibehalten wird. Bei Operationen findet man dann das tote Lungengewebe, das wiederum den Nährboden für Erkrankungen bildet.

Die Vorteile der Bauchatmung

Wir denken nun wieder an die Bauchatmung und beobachten diese. Sie ist viel anstrengender als jene Sparflammenatmung. Wenn wir die Bauchdecke kräftig zurückziehen, bewegen wir zugleich den ganzen Bauchinhalt mit all den vielen Organen, die man zusammenfassend Bauch nennt. Aber nicht nur diese, sondern die Bewegung setzt sich bis zu den Lungen und zum Herzen hin fort. Mit der Bewegung der Bauchwand werden sämtliche Organe massiert. Dadurch geschieht sehr viel auf natürliche Weise. Die heute weitverbreitete *Verstopfung* hat noch einen anderen richtigen Namen, nämlich *Darmträgheit*. Wenn ich nun bei der Bauchatmung den Bauch kräftig bewege, kommen auch die Därme in Bewegung, und ich wirke der Darmträgheit richtig entgegen. Vor Abführmitteln kann nicht genug gewarnt werden. Die Nachwirkungen stellen sich erst viel später ein, nachdem das Gleichgewicht der Darmflora zerstört wurde. Das Endergebnis langjähriger Verstopfung ist immer ein schreckliches. Fast immer entstehen als Nebenprodukte auch noch Ablagerungskrankheiten wie *Rheuma, Gicht, Arthritis, Arthrose* und andere. Verstopfung ist eine langsam daherschleichende verschleierte Form von Selbstmord.

Wird die Bauchatmung auf dem Fußboden liegend ausgeführt, dann arbeitet sie vorteilhaft einem *Hohlkreuz* entgegen, das langsam verschwindet.

Wenn Stauungen vorhanden sind, wirkt die Bauchatmung dagegen. Die Stauungen können sich als *Krampfadern, Hämorrhoiden* oder innerliche Adernerweiterungen bemerkbar machen. Durch das kräftige Anziehen der Bauchwand und damit das Hochschieben des Zwerchfells mit betontem Ausatmen entsteht zugleich ein Sog, der die gestauten Flüssigkeiten in den Beinen und im Beckenbereich aufwärtszieht. Dazu gehören auch Stauungen von Gewebeflüssigkeit, die sich als *geschwollene Beine* zeigen. In diesen Fällen muß das Ausatmen mit kräftigem Zurückziehen der Bauchdecke betont werden.

In den erweiterten Blutgefäßen staut sich zuweilen sehr viel Blut, so daß Erscheinungen wie *kalte Hände, kalte Füße* und *Blutkreislaufstörungen* darauf zurückzuführen sind. Das gestaute Blut fehlt an anderen Stellen. Es wird durch bewußtes Atmen wieder spürbar in den Blutkreislauf einbezogen.

Durch die Bauchatmung wird *das Herz* ganz wesentlich entlastet, denn Zwerchfell und Bauchmuskeln zusammen unterstützen das Herz bei seiner schweren Pumparbeit.

2. Übung: Verstärkte und vertiefte Form der Bauchatmung

Diesmal ziehen wir beim Ausatmen den Bauch kräftig zurück und sind dann gewissermaßen innen an der Wirbelsäule.

Wir bleiben innen und ziehen beim Einatmen den Atem innen an der Wirbelsäule entlang nach unten bis zum Beckenboden und zum Steißbein. Dabei dehnt sich der Bauch ganz von selbst wieder so weit, wie es nötig ist.

Beim nächsten Ausatmen wiederum den Bauch kräftig zurückziehen. Und nun spüren wir, daß der Atem von selbst immer höher hinaufgeht, je tiefer wir nach unten zum Beckenboden hin atmen. Der Brustkorb dehnt sich langsam und wohltuend aus, aber nicht durch Anspannung der äußeren Brustmuskulatur, sondern die Lungen füllen ihn von innen durch den einströmenden Atem aus. Wenn in einer Gruppe von einem *tiefen Atemzug* gesprochen wird und die Teilnehmer dazu aufgefordert werden, dann ziehen alle die Schultern hoch! Das wäre dann eigentlich kein tiefer, sondern ein hoher Atemzug gewesen. Ein tiefer Atemzug geht aber tatsächlich zuerst tief nach unten bis in die Leistenbeugen, bis zum Beckenboden, bis zum Steißbein und dabei ganz von selbst nach oben bis in die obersten Lungenspitzen. Der Beckenboden wäre der natürliche Gegenspieler des Zwerchfells, wenn wir ihn nicht durch unsere Sitzgewohnheiten ständig zusammengepreßt halten würden. Übereinandergeschlagene Beine sind eine sehr schlechte Sitzhaltung, die man sich schleunigst abgewöhnen sollte. Bei dieser Atmung bleibt die Bauchwand unter unserer ständigen Kontrolle, sie ist leicht angespannt, also eine *kontrollierte Bauchwand*. Sie wirkt dehnend und streckend auf den unteren Abschnitt der Wirbelsäule.

3. Übung

In einer weiteren Übung legen wir die rechte Hand auf den Bauchnabel und die linke Hand schräg über die rechte. Wenn wir ausatmen, schieben wir mit beiden Händen die Bauchdecke einwärts. Beim Einatmen lassen wir die Hände los, dann kommt der Bauch mit einem kleinen Ruck wieder heraus. Man darf nicht pressen, drücken oder Gewalt anwenden, sondern man sollte ein wenig liebevoll, beinahe zärtlich, vorsichtig den Bauch einwärts schieben. Manche haben am Anfang sehr viel Schwierigkeiten mit der Bauchatmung. Sie mögen mit dieser kleinen Hilfe beginnen; es ist eine *Vorstufe zur Bauchatmung.* Wenn die Hände die Bauchdecke einwärts schieben, wird das Zwerchfell hochgeschoben. Wenn die Hände loslassen, rückt das Zwerchfell wieder an die alte Stelle. Wer durch den Druck der Hände irgendwelche Schmerzen empfindet, darf diese Übung nicht machen. Mit den aufgelegten Händen fühlen wir, daß unser Bauch weich und beweglich ist und daß er sich nach innen bewegen kann. Anfänger, die einige Schwierigkeiten im Verständnis der Atembewegungen haben, bekommen auf diese Weise ein Gespür für ihren Leib.

4. Übung

Bei dieser Übung legen wir die beiden Hände so auf den Bauch, daß beide Daumen am Bauchnabel und die vier Finger darunter liegen. Der kleine Finger kann dabei bis in die Leistenbeuge reichen, so weit geht nämlich der Bauch hinunter. Nun schieben wir nicht mehr mit den Händen wie bei der vorangegangenen Übung, sondern die Hände liegen nur lose da. Wir ziehen beim Ausatmen kräftig die Bauchwand zurück und lassen beim Einatmen den Bauch so weit herauskommen, wie er von selbst herauskommt.

Diese Form ist dieselbe wie unter der ersten Übung angegeben, sie wurde wiederholt wegen der aufgelegten Hände. Außerdem wurde sie als Steigerung der vorangegangenen Übung dargestellt.

5. Übung

Wir beginnen auf dieselbe Weise. Die Hände liegen locker auf dem Bauch, und wir ziehen unseren Bauch so kräftig zurück nach unten auf den Boden, daß wir deutlich spüren, wie Kreuz und Becken den Boden berühren. Wenn wir dann beim Einatmen die Spannung der angezogenen Bauchdecke loslassen (wir können sie auch Bauchpresse nennen), müßte im Idealfall das Kreuz am Boden liegenbleiben. Bei den meisten löst es sich jedoch wieder vom Boden ab, sobald die Anspannung der Bauchmuskeln nachläßt. Mit dieser Übung können wir allmählich ein *Hohlkreuz wieder ausbügeln* und zugleich gegen *Kreuzschmerzen* angehen. Ein Hohlkreuz ist eine Veränderung der Wirbelsäule, die viele andere Schäden und Störungen nach sich zieht. Zu den Folgeerscheinungen gehören nicht nur Kreuzschmerzen, sie sind vielleicht das kleinste Übel, sondern die Verbiegung löst ergänzend den Rundrücken aus, und dieser wiederum die nach vorn gesunkenen Schultern mit Knick im Nacken und nach vorn gepreßtem Hals. Hierdurch werden von den Unterleibsorganen angefangen bis zur Reizung der Schilddrüse eine ganze Reihe von Störungen ausgelöst, die alle ihren Anfang im unbeachteten Hohlkreuz haben.

6. Übung

Auch bei dieser Übung liegen unsere Hände wieder auf dem Bauch, und wir ziehen ihn beim Ausatmen zurück. Danach bleiben wir ohne Atem und ziehen nun den ganzen Bauchinhalt nach oben aufwärts in Richtung Kopf. Wir spüren den Zug bis über unsere Leistenbeugen. Wo unsere Hände liegen und wo eben noch unser Bauch war, ist jetzt ein richtiges Loch entstanden. Wir halten – ohne weiterzuatmen – so lange fest, wie es uns angenehm ist. Wenn wir wieder einatmen müssen, lassen wir einfach die Bauchdecke los, dann rutscht der Bauch wieder an seinen alten Platz zurück, und er kommt von selbst beim Einatmen wieder so weit heraus, wie es erforderlich ist.

Das ist echte Organgymnastik, die den *Senkungserscheinungen* entgegenwirkt. Der Mensch hat sich durch seinen aufrechten Gang auf zwei Beinen einige Nachteile im Vergleich zum vierfüßigen Tier erworben. Er kann ihnen aber entgegenwirken, wenn sie ihm bewußt geworden sind. Das Absinken der Organe betrifft beide Geschlechter und verschiedene Organe. Es geschieht einmal durch Auflockerung des Gewebes etwa bei Schwangerschaften, durch angeborene Gewebeschwäche oder altersmäßig bedingtes Nachlassen der Elastizität des Gewebes. Diese Übung kann im Liegen ausgeführt werden und hat viele vorteilhafte Wirkungen.

7. Übung: Der Magenhub

Es ist im Prinzip dieselbe Übung, doch wird sie mit Hilfe der Arme durchgeführt. Wir können sie im Liegen und im Stehen machen. Die große Schwierigkeit für den Anfänger besteht bei beiden Übungen darin, daß man gut ausatmen und danach ausgeatmet bleiben muß. Kann man nicht ohne Atem bleiben, gelingt die Übung nur mangelhaft oder überhaupt nicht.

Im Liegen falten wir die Hände und legen die Arme hinter den Kopf auf den Boden. Wir atmen normal ein. Danach atmen wir wieder aus und strecken langsam die Arme nach hinten aus. Wir versuchen, völlig auszuatmen, und das ist für viele die große Schwierigkeit, weil wir es gewöhnt sind, beim Einatmen die Arme hochzustrecken. Nun bleiben wir – solange es uns möglich ist – ohne Atem. Wenn wir atmen müssen, lösen wir die gefalteten Hände, die Arme gehen locker auseinander, und der Atem strömt beinahe von selbst wieder ein. Mit den gestreckten Armen haben wir die seitlichen Muskeln und das Zwerchfell hochgezogen. Wir haben also diesmal mit äußerer Muskelkraft das Zwerchfell hochgezogen und nicht wie bei den vorangegangenen Übungen mit Hilfe der Bauchmuskulatur. Da unmittelbar unter dem Zwerchfell der Magen sitzt, der dadurch hochgehoben wird, bekam die Übung den Namen »Magenhub«. Aber hier gehen auch wieder sämtliche anderen Organe mit, und es ist wieder eine Gegenmaßnahme gegen Senkungen, Knickungen, Verlagerungen, Vorfälle, obwohl der Name nur auf den Magen hinweist.

8. Übung: Das Bauchschnellen

Wir beginnen wieder wie bei den vorigen Übungen in der Rückenlage, die Hände locker auf dem Bauch. Wir atmen aus und ziehen dabei den Bauch zurück. Dann bleiben wir ohne Atem und bewegen die Bauchdecke rein und raus, zuerst langsam. Wenn es dann leichter geht, schneller. Deshalb heißt es »Bauchschnellen«. Sowie man atmen muß, hört man mit der Bauchbewegung auf, läßt den Atem wieder einströmen und macht eine kleine Pause, in der man den Atem allein kommen läßt.

Wem es Schwierigkeiten bereitet, ohne Atem den Bauch zu bewegen, der versucht es einmal umgekehrt. Er atmet ein, hält den Atem an und versucht nun, die Bauchdecke zu bewegen. Zuerst wieder langsam, dann, wenn es leicht geht, schneller werden.

Diese zweite Form gelingt einigen besser, man kann deshalb beide probieren.

Das Bauchschnellen regt sehr stark die Verdauung an, wie alle Bauchatemübungen, diese aber in ganz besonderem Maße. Wenn man diese Übung gemacht hat, muß man deshalb beobachten, wie groß der Zeitraum ist, bis man zur Toilette gehen muß. Der Stuhlgang kann explosionsartig kommen, und man kann dann unter Umständen in eine recht unangenehme Lage geraten, wenn man unterwegs ist und nicht weiß, wo sich die nächste Toilette befindet. Es ist sehr gut, wenn man diese Übung abends macht, dann bietet sie die Gewähr für die pünktliche morgendliche Stuhlentleerung. Aber sie kann dann den Nachteil haben, daß man munter geworden ist und schlecht einschlafen kann. Wenn man die Übung morgens macht, kann man sicher sein, daß es mit der gewünschten Stuhlentleerung klappt. Am besten beobachtet man an einem freien Tag, wie lange es nach der Übung dauert, bis man zur Toilette gehen muß, man kann sich dann dementsprechend einrichten. Hier haben wir eine vorzügliche Form, den Darm zur Regelmäßigkeit zu erziehen. Es kostet nur am Anfang etwas Aufmerksamkeit, später läuft es so, wie es eigentlich sein müßte: daß man nach dem morgendlichen Aufstehen zur Toilette geht und sich entleert. Da die Verdauungsstörungen in Form von Verstopfung heute so weit verbreitet sind, muß sich jeder darunter Leidende einmal ernstlich damit beschäftigen. Verstopfung hat so viele Spätfolgen, daß man sie fast als eine verschleierte Form von Selbstmord bezeichnen könnte.

9. Übung: Die Halbkerze und die Kerze

Es gibt Übungen, bei denen sich die tiefe Bauchatmung ganz von selbst einstellt. Das sind die Halbkerze und die

Kerze mit ihren vielen Abwandlungen. Um die Wirbelsäule etwas geschmeidig zu machen, greifen wir in der Rückenlage in die Kniekehlen und beginnen zu schaukeln. Dabei kommen wir in Schwung. Wir verstärken den Schwung und sind in der Halbkerze. Die Hände fangen das Gewicht ab, indem sie das Becken abstützen. Vier Finger liegen auf dem Rücken, der Daumen vorn, und in dieser Gabel ruhen die Hüften. Das Gewicht wird auf die Arme übertragen. Die Halbkerze kann jeder, wenn er mit dem Rollen oder Schaukeln anfängt. Beim Hochgehen muß man ausatmen, denn die Lungen müssen leer sein, wenn die schweren Bauchorgane durch die Umkehrung nach oben sinken. Wenn wir nun noch die Beine locker halten, das heißt krumme Knie machen, also keine durchgestreckten Beine, dann setzt ganz von selbst die tiefe Bauchatmung ein. Wenn wir allein und unbekleidet sind, können wir beobachten, wie sich sogar der Ansatz der Oberschenkel beim Atmen bewegt.

Wem die vorher beschriebenen Formen der Bauchatmung Schwierigkeiten bereiten (und das sind nicht wenige!), der versuche auf diese Weise, die tiefe Bauchatmung zu erlernen; hier macht es der Körper ganz selbständig.

Aus der Halbkerze entwickeln wir eine ganze Reihe von Abwandlungen bis hin zur richtigen Kerze, die schon ein Schulterstand ist. Die Kerze beziehungsweise der Schulterstand ist aber allen, die einen Nackenschaden haben, nicht zu empfehlen, denn dabei wird der Nacken belastet. Man fühlt das sofort und muß die Übung abbrechen. Dann muß man sich mit der Halbkerze begnügen, die jedem gelingt. Auch bei zu hohem Blutdruck und Schilddrüsenstörungen ist die Kerze nicht anzuraten.

Bei beiden Übungen setzt die tiefe Bauchatmung selbständig ein, wenn man gut ausatmet beim Hochgehen mit den Beinen und dem Rumpf und wenn die Stellung einige

Zeit gehalten wird. Also nicht sofort wieder zurückgehen in die Rückenlage. Man kann so lange in der umgekehrten Haltung bleiben, wie es einem guttut.

10. Übung

Es gibt noch eine weitere, sehr wirkungsvolle Übung, bei der von selbst die tiefe Bauchatmung einsetzt. Wir könnten sie *Yoga-Mudra mit gespreizten Knien* nennen. Wir knien uns hin, spreizen die Knie und die Füße so weit wie möglich. Dann stützen wir die Hände auf den Boden auf und legen die Stirn auf den Boden. Nun schieben wir den rechten Arm zwischen den Knien nach hinten zu den Füßen, bis der ganze Arm und die Schulter auf dem Boden liegen. Wir drehen den Kopf auf das rechte Ohr. Danach den linken Arm nach hinten schieben. Beide Arme sollen ganz am Boden liegen, auch die Schultern. Das ergibt eine sehr schöne Rückenentspannung bei Schmerzen zwischen den Schulterblättern und bei rundem Rücken. Viele haben bei dieser Übung Schwierigkeiten mit dem Nacken. Man muß deshalb abwechseln und den Kopf einmal auf das rechte, einmal auf das linke Ohr legen oder vielleicht sogar das Kinn aufstützen. Hat man sich an die Stellung gewöhnt und liegen wirklich beide Arme ganz am Boden, dann schiebt man die Arme so weit zurück nach hinten, bis die Hände zwischen den Füßen liegen, die Handflächen wie die Fußsohlen nach oben gedreht. Aber die Arme und Schultern dürfen den Boden nicht verlassen. Man muß an der Stelle mit aufgestellten Oberschenkeln einhalten, wo sich die Arme vom Boden lösen wollen. Wenn man es erreicht, daß die Hände hinten zwischen den Füßen liegen, dann sind die Oberschenkel ebenfalls flach nach hinten abgelegt, das Gesäß ist beinahe auf den Fersen.

Bei dieser Übung geschieht nun so viel, daß sie eine ganze Fülle positiver Wirkungen in sich birgt. Durch die gespreizten Oberschenkel wird der Beckenboden gedehnt, und die Bauchatmung geht ganz von selbst tief hinunter bis zum Beckenboden. Zugleich entsteht eine Rückenflankenatmung. *Asthmatiker* können in dieser Stellung gut durchatmen. Sämtliche Störungen im unteren Bereich der Wirbelsäule und des Beckens werden günstig beeinflußt. Das können unter anderem sein: Blähungen, Verstopfung, Hämorrhoiden, Menstruationsbeschwerden, Prostataleiden, Steißbein-, Kreuz- und Ischiasschmerzen und viele andere Leiden, die durch unsere sitzende Lebensweise und Verkrampfung des Beckenbodens entstanden sind.

8. Bauchhochziehen im Stehen

Die folgenden vier Übungen sind echte Yogaübungen und tragen demzufolge Sanskritnamen, die sinngemäß übersetzt sind.

1. Übung: Uddiyana-Bandha (= Bauchhochziehen)

Wir stehen mit gespreizten Beinen, die Hände auf die Knie gestützt, dabei alle fünf Finger auf der Innenseite der Oberschenkel, oberhalb der Knie. Die Arme sind durchgestreckt. Man muß wie festgemauert dastehen, als könnte man in alle Ewigkeit so stehen, dann ist die Stellung richtig. Kopf, Hals und Nacken müssen locker sein, das heißt, nicht zwischen die Schultern sinken. Zuerst atmen wir normal ein und lassen dabei den Bauch los. Dann atmen wir aus und ziehen dabei den Bauch ein. Wir versuchen, völlig auszuatmen, dann drücken wir unser Kinn nach vorn aufs Brustbein. Dadurch entsteht ein Kehlkopfverschluß, und wir atmen nun nicht mehr weiter, wir sind ohne Atem. Nun ziehen wir unseren Bauch noch weiter aufwärts und zugleich rückwärts an die Wirbelsäule, als wollten wir ihn dort aufhängen. Die Wirbelsäule gibt dabei ein wenig nach hinten nach. Zugleich gehen beide Rippenbogen auseinander. Der Bauch verschwindet dabei völlig, und die Rippenbogen stehen regelrecht über einem hohlen Raum. Dies halten wir so lange, bis wir atmen müssen, dann heben wir den Kopf, damit der Kehlkopfverschluß wieder geöffnet wird. Sofort dringt der Atem in uns ein und bewirkt, daß der Bauch wieder zurück an seinen alten Platz sinkt. Eigentlich ist das kein Einatmen, vielmehr ein Einsaugen, das von einem seltsamen Geräusch begleitet sein kann. Danach einige Male normal atmen, bevor man diese Übung noch ein zweites Mal wiederholt. Hier geschieht natürlich sehr viel. Es wird einem besonders im

Kopf sehr warm, da das im Beckenraum gestaute Blut regelrecht noch oben schießt.

2. Übung: Uddiyana-Bandha mit kleiner Veränderung

Wir stehen wieder gespreizt, Arme aufgestützt wie zuvor. Der Bauch wird hochgezogen beim Ausatmen, das Kinn auf das Brustbein gedrückt und nicht mehr weiter geatmet. Nun aber den Bauch nicht nach hinten ziehen, sondern ihn rein- und rausbewegen, schnell oder langsam, wie man es kann. Wenn der Atemimpuls gespürt wird, dann den Kopf heben und den Atem einströmen lassen, damit ist die Übung beendet. Hier sollte noch beachtet werden, was bei der 8. Übung der Bauchatmung, dem Bauchschnellen, angegeben wurde, denn die Verdauung wird ganz stark angeregt.

3. Übung: Uddiyana-Bandha nochmals verändert

Wir stehen wieder gespreizt wie festgemauert, sicher da. Die Arme aufgestützt. Beim Ausatmen den Bauch hochziehen, versuchen, völlig auszuatmen, das Kinn aufs Brustbein pressen und nicht mehr weiter atmen. Nun aber den Bauch wieder loslassen, ihn gewissermaßen hängen lassen und abwarten, was nun geschieht. Es darf aber nicht eingeatmet werden, das heißt, dem Atemimpuls zum Einatmen nicht sofort nachgeben, sondern so lange ohne Atem abwarten, wie es einem ohne Anstrengung möglich ist. Da geschieht etwas ganz Seltsames. Man fühlt ganz innen an der Wirbelsäule, wie es warm nach oben steigt, es kann einem regelrecht heiß werden dabei. Der ganze Bauch wird wiederum hochgezogen, aber diesmal tun wir es nicht mit Muskelkraft und nicht willentlich wie bei den beiden vorangegangenen Übungen, sondern es geschieht durch die veränderten Druckverhältnisse im Brust- und

Bauchraum. Wenn wir gründlich ausgeatmet haben und nicht wieder einatmen, entsteht im Brustraum ein Unterdruck.

Da wir durch den Kehlkopfverschluß – das aufs Brustbein angedrückte Kinn – willentlich das Einatmen verhindern, wird durch den Unterdruck der Inhalt des Bauchraumes aufwärts gezogen. Es ist ein Sog entstanden. Ein ganz eigentümliches Gefühl, wie wenn Geisterhände in unserem Innern am Werke wären.

Nach jeder Uddiyana-Bandha-Übung einige normale Atemzüge dazwischenschieben, bevor man weiterübt. Mit diesen stark wirkenden Übungen sollte man recht sparsam umgehen und immer erst die Wirkung beobachten, bevor man sich zuviel zutraut. Diese Übungen sind ganz echte Medizin gegen die vielen Verdauungsstörungen und -schwächen. Zuletzt hören diese ganz auf, alle Funktionen kommen wieder in Ordnung.

Diese drei Formen von Uddiyana-Bandha kann man auch sehr gut im Vierfüßlerstand auf den Knien machen. Es ist möglich, daß sie dem einen oder andern hier leichter vorkommen.

4. Übung: Bauchhochziehen im Vierfüßlerstand

Wir stützen uns auf die Ellbogen, die Unterarme liegen am Boden. Normal einatmen, beim Ausatmen den Bauch hochziehen, danach den Kopf gut nach vorn ziehen und das Kinn in Richtung Brustbein ranziehen, nicht mehr weiteratmen.

Nun stellt man sich vor, wie man den Bauchnabel und den After ganz fest zusammenzieht. Wenn man atmen muß, den Kopf heben, weiteratmen; der Bauch geht von selbst an seinen angestammten Platz zurück. Einige normale Atemzüge dazwischenschieben.

Diese Übung hat eine starke Wirkung auf die Unterleibsorgane und die Därme und ist bei vorhandenen Schwierigkeiten in diesem Bereich mit Vorsicht zu genießen. Immer erst die Reaktion abwarten und beobachten, bevor man sich zuviel zumutet. Richtig dosiert, haben diese Übungen ganz erstaunliche Wirkungen. Alle Müdigkeiten, Schlappheiten, Niedergeschlagenheiten verschwinden für immer.

5. Übung: Nauli

Wir beginnen wieder stehend in gespreizter Stellung wie zuvor, die Arme fest aufgestützt. Wir atmen aus und ziehen den Bauch hoch, verschließen den Kehlkopf durch das Andrücken des Kinns gegen das Brustbein. Wir atmen nicht mehr weiter. Durch das Bauchhochziehen wurden die mittleren geraden Bauchmuskeln angespannt, diese lassen wir jetzt los und spannen den äußeren rechten schrägen Bauchmuskel an, indem wir uns kräftig auf das Knie stützen und mit der Schulter nach rechts beugen. Dann lassen wir hier los und spannen den äußeren linken schrägen Bauchmuskel an, indem wir uns kräftig auf das linke Knie stützen und ebenfalls mit der linken Schulter und der ganzen linken Seite nachhelfen. Zuerst macht uns das Schwierigkeiten, und wir üben langsam. Wenn man es dann gut kann und schnell den Wechsel von rechts nach links vollzieht, sieht es so aus, als ob eine Welle durch die Bauchdecke zieht.

Man nennt diese Übung deshalb auch *Darmmühle,* was in der Übersetzung nicht dem Sanskritwort Nauli entspricht. Nauli deutet auf etwas hin, das schräg oder schief verlaufend ist; es kann der schräge Bauchmuskel gemeint sein.

6. Übung: Vorübung, um sich der Bauchmuskeln bewußt zu werden

Am Anfang kommen diese Übungen vielen äußerst schwierig vor. Deshalb beginnen wir ganz einfach, unseren Bauch so zu bewegen wie eine Mühle oder eine Trommel, nach rechts und dann nach links und ebenso von oben nach unten und umgekehrt. Oder anders ausgedrückt, mit dem Bauch kreisen nach rechts, links, oben und unten.

9. Vollatmung

Die Vollatmung setzt sich aus drei Teilen zusammen: Bauchatmung, Rippen-Flanken-Atmung und Brustatmung. Hier müssen wir hinzufügen, Vollatmung auf der Bauchseite, denn es gibt auch noch eine Rückenatmung. Der ganze Leib wird beim Atmen bewegt, von den Leistenbeugen bis hinauf zum Hals und an die Ohren. Wenn wir ein Gefäß mit einer Flüssigkeit füllen, dann bedeckt diese zuerst den Boden, dann den mittleren Teil und steigt hinauf bis zum Hals des Gefäßes. Wenn wir die Flüßigkeit wieder ausgießen, leeren wir zuerst den Hals, dann den mittleren Teil und zuletzt den Boden. Die Bauchatmung wurde bereits ausführlich auf Seite 66 ff. beschrieben.

1. Übung: Die Rippen-Flanken-Atmung

Bei dieser Übung legen wir unsere Hände seitlich an die Rippen und ziehen sie beim Einatmen wie eine Ziehharmonika auseinander. Wenn wir ausatmen, schieben wir die Rippen wieder zusammen. Wenn sich die Mitte nicht bewegen läßt – sie ist durch Kleidung (Gürtel, Mieder, Gummibänder) und das Sitzen manchmal schon ganz fest geworden –, dann hilft die Vorstellung, daß wir einen Gürtel um die Taille haben und daß wir ihn beim Einatmen dort zerreißen wollen, wo unsere Hände liegen. Wenn wir ausatmen, denken wir, der Gürtel wird fest zugezogen. Oder wir stellen uns vor, wir wollten beim Einatmen die Hände von den Rippen wegschieben, dann bekommen wir ebenfalls die gewünschte Ausdehnung der Rippen.

2. Übung

Die *mittlere Rippen-Flanken-Atmung* läßt sich gut mit der *Bauchatmung kombinieren*. Dabei atmen wir zuerst gründlich aus, indem wir den Bauch zurückziehen. Beim Einatmen lassen wir den Bauch kommen und öffnen nun die Rippen in die Breite. Beim Ausatmen sinken die Rippen wieder zusammen, und der Bauch sinkt wieder zurück. Diese Kombination ist ebenfalls sehr anregend für die Verdauung und wirkt der Verstopfung entgegen.

3. Übung

Die dritte Atemform ist die *hohe Brustatmung,* die auch *Schlüsselbein-* oder *Lungenspitzenatmung* genannt wird. Wir legen unsere Fingerspitzen auf das Schlüsselbein und lassen den Atem hinaufsteigen bis an den Hals und bis an die Ohren. Beim Ausatmen lassen wir die Brust wieder zusammensinken. Bei der hohen Brustatmung ist die ganze Brustmuskulatur angespannt, und das Herz wird bedrängt. Wer das als unangenehm empfindet, sollte diese Atemform unterlassen. Auch wenn Herzklopfen, zu hoher Blutdruck oder Schlafstörungen vorliegen, sollte man sie nicht machen.

4. Übung

Bei der *Vollatmung* werden diese drei Atemformen zusammen in einem Atemzug ausgeführt, so daß die Bewegung von den Leistenbeugen bis hinauf an den Hals und an die Ohren erfolgt. Allerdings kann das Ausatmen verschieden ausgeführt werden. Man kann nacheinander die Brust, die Rippen und Flanken und zuletzt den Bauch zurücksinken lassen. Oder das Ausatmen geschieht in derselben Reihenfolge wie das Einatmen: Bauch, Rippen, Flanken, Brust zusammensinken lassen. Beides ist richtig. Den Vollatem sollte man nur dreimal, höchstens fünfmal hintereinander machen. Vielen wird es dabei schwindlig, weil sie so ein kräftiges Durchatmen gar nicht gewöhnt sind. Das wäre aber ein Signal, daß es allerhöchste Zeit ist, endlich richtig zu atmen, die Atemkapazität voll auszuschöpfen und nicht bei der armseligen Sparflamme zu bleiben. Auch wenn Stoffwechselstörungen vorliegen, kann ein Schwindelgefühl auftauchen. Es kann deshalb schon wie echte Medizin wirken, wenn wir den *Vollatem nur einmal konzentriert* machen, dafür aber regelmäßig wiederholen.

5. Übung: *Wellenatmung*

Wenn der Vollatem nicht zu intensiv ausgeführt wird, sondern sanfter, dann kann er als Beruhigung und zum *Einschlafen* dienen. Wir stellen uns vor, wir liegen im weichen warmen Sand (unser Bett), mit den Füßen zum Meer. Ruhig und gleichmäßig rollt aus dem Wasser eine Welle heran, die langsam zu uns hochsteigt. Wir beginnen mit dem Einatmen von unten nach oben: Bauch, Rippen, Flanken, Brust. Und nun rollt die Welle wieder zurück, und wir atmen aus von oben nach unten, Brust, Rippen, Flanken, Bauch. Und wieder rollt eine Welle langsam aus dem Meer heran, und wir atmen ein: Bauch, Rippen, Flanken, Brust, und wenn die Welle zurückrollt, atmen wir genauso aus. Die Welle geht durch uns hindurch. Dieses gleichmäßige Ein- und Ausatmen mit der Vorstellung einer Welle beruhigt, weil es ein Urrhythmus ist, ein kosmischer Rhythmus wie Ebbe und Flut, Einatmen und Ausatmen.

10. Lungenspitzenatmung

Wer die Spannung bei der hohen Brustatmung als zu unangenehm empfindet, sollte lieber nachfolgende *Teilatemübung* im Stehen oder im Sitzen machen. Die Wirbelsäule ist aufgerichtet, Brust, Hals, Nacken gerade. Beim Einatmen wird der Kopf so weit nach rechts zurückgedreht, wie es möglich ist, beim Ausatmen kehrt er zurück nach vorn, danach zur anderen Seite drehen. Wenn wir den Kopf nach rechts drehen, wird die Lungenspitze auf der linken Seite besonders gut durchlüftet und umgekehrt auf der anderen Seite. Da gerade die obersten Lungenspitzen nicht genug durchlüftet werden, kann man diese Übung vielen empfehlen.

Dieselbe Übung kann auch mit umgekehrter Atmung gemacht werden. Allerdings werden dabei die Lungenspitzen nicht ganz so kräftig durchlüftet. Dabei wird der Kopf beim Ausatmen nach rechts, beziehungsweise nach links gedreht. Der Kopf läßt sich leichter nach hinten drehen als beim Einatmen. Es ist wie bei einem Ball, bei dem man die Luft abläßt und den man dann leicht zusammendrücken kann.

11. Brustatmung im Stehen

Wir stehen ganz gerade, die Arme hängen seitlich herab, die Daumen sind nach vorn gedreht. Wir atmen ein und heben dabei die Arme seitlich an. Wir drehen dabei die Arme so, daß die Daumen nach hinten zeigen. Beim Ausatmen lassen wir die Arme wieder sinken.

Die nächste Übung wirkt weiter oben. Im Stehen die Arme seitlich ausstrecken, wieder die Daumen nach vorn. Beim Einatmen langsam die Arme und damit die Daumen nach hinten drehen, beim Ausatmen wieder nach vorn drehen. Die Arme werden dabei zurückgezogen, so daß die Schulterblätter hinten zusammenstoßen.

12. Einseitige hohe Brustatmung

1. Übung

Im Stehen oder im Sitzen heben wir den rechten Arm, winkeln den Ellbogen nach hinten ab und legen die Hand mit der Handfläche zwischen den Schulterblättern auf den Rücken. Mit der linken Hand ergreifen wir über dem Kopf den Ellbogen und ziehen diesen hinter den Kopf. Dabei rutscht die Hand noch etwas tiefer zwischen die Schulterblätter. Danach den linken Arm wieder sinken lassen. Der Kopf drückt zurück nach hinten. Aufpassen, daß dabei kein Hohlkreuz gemacht wird! Wir atmen einfach weiter. Der Atem wird hier durch die Körperhaltung gezwungen, anders zu gehen als gewohnt. Einseitig wird die Brust ausgedehnt. Zugleich wird die Mitte gestreckt, was sich wohltuend auf die mittleren Organe auf der rechten Seite, besonders Galle und Leber, auswirkt. Manche fühlen die Streckung jedoch die ganze Wirbelsäule hinunter, besonders dann, wenn Schmerzen vorliegen. Nach einigen Atemzügen lassen wir die Hand wieder los und holen den Arm nach vorn. Wenn wir nun die Hand und den Arm beobachten, dann fühlen wir das Zurückströmen bis in die Fingerspitzen. Das ist zugleich eine Schulterübung, wenn Schmerzen in der Schulter oder im Oberarm vorliegen. Danach machen wir die Übung mit der linken Seite und zuletzt mit beiden Händen, so daß die ganze Mitte gestreckt und damit gut durchströmt wird. Hinterher abwarten und das Zurückströmen beobachten. Es kann ziemlich lange anhalten, und man kann viele Erfahrungen dabei machen, die immer wieder anders sind.

Zu dieser Armhaltung gehört eigentlich noch eine Beinhaltung, die aber für viele recht schwierig auszuführen ist. Es ist der sogenannte Froschsitz. Dabei sitzen wir zwischen unseren Füßen am Boden, die Knie sind weit gespreizt. Die Füße rahmen gewissermaßen das Gesäß ein. Bei festen Oberschenkeln und Schmerzen in den Kniegelenken gelingt dieser Sitz nur schwerlich. Bitte vorsichtig sein und sich vor Überdehnungen hüten! Das Gesäß sitzt vollständig auf dem Boden mit beiden Sitzhöckern, und nun werden beide Hände auf die Schulterblätter gelegt. Der Atem wird durch diese Sitzhaltung stark aktiviert und geht von selbst hinunter bis zum Beckenboden. Ich möchte nochmals vor falschem Ehrgeiz warnen, zu schnell hat man etwas überdehnt oder verzerrt. Wem es um die verstärkte Atmung zu tun ist, der kann sich auf die Armhaltung im Stehen oder Sitzen beschränken und macht den Froschsitz erst dann, wenn die Glieder elastischer geworden sind.

2. Übung

Eine ganz ähnliche hohe Brustatmung auf einer Seite erzielen wir durch die berühmte *Greifübung,* die wiederum ein Teil aus einer komplizierteren Übung ist; sie trägt den etwas seltsamen Namen *»Das Maul der Kuh«* wegen der Beinhaltung. Wir wollen uns hier auf die Armhaltung beschränken. Im Stehen oder im Sitzen schieben wir die linke Hand auf dem Rücken von unten nach oben hinauf, bis sie zwischen den Schulterblättern liegt. Nun heben wir den rechten Arm hoch, winkeln den Ellbogen ab, so daß die Hand zwischen den Schulterblättern auf den Rücken trifft. Wir schieben beide Hände so weit zusammen, daß sie ineinandergreifen. Den Kopf nach hinten drücken. Die linke Hand zieht nach unten und verstärkt die Dehnung.

Auch hier wird wiederum der Atem gezwungen, anders zu gehen als normal; es ist eine einseitige hohe Brustatmung entstanden. Zugleich haben wir wiederum die Mitte und die Wirbelsäule gestreckt. Oft hat diese Haltung eine vorher ungeahnte Fernwirkung, zuweilen bis hinunter zum Ischiasnerv, und das, obwohl wir glauben, daß wir »nur« eine hohe Brustatmung machen.

Einige Atemzüge lang diese Stellung halten, dann die Hände lösen, die Arme nach vorn holen und den Rückstrom spüren. Er wird wesentlich stärker sein als bei der vorangegangenen Übung. Einige Zeit still abwarten. Danach die rechte Hand auf dem Rücken von unten nach oben schieben und mit der linken Hand von oben eingreifen. Nun werden die meisten eine interessante Überraschung erleben: daß hier scheinbar »ein Stückchen fehlt«, es ist das berühmte »fehlende Stückchen«. Auf dieser Seite gelingt die Übung bei Rechtshändern meistens nicht so gut. Hier hilft man sich, indem man in die obere Hand ein kräftiges Tuch nimmt und mit der unteren Hand am Tuch nach oben krabbelt, bis sich die Finger erreichen und ineinandergreifen können. Oder man versucht zuerst mit der rechten Hand den linken Ellbogen auf dem Rücken zu angeln und diesen dann zur Mitte hinzuziehen. Auch dabei schiebt sich die Hand von unten nach oben bis zur gewünschten Stelle.

Hat man diese erreicht, läßt man den linken Arm auf dem Rücken liegen und kommt mit der rechten Hand von oben, und beide Hände greifen ineinander.

13. Atmung in der Seitenlage

1. Übung aus der Seitenlage

Wir legen uns auf die rechte Seite, den rechten Arm als Kopfkissen unter den Kopf. Die linke Hand tastet die Hüfte ab, den kräftigen Beckenknochen, dann die Rippen, dann gleitet sie am unteren Rippenbogenrand entlang nach vorn und legt sich unterhalb auf die weiche Stelle. Das Handgelenk liegt in der Gürtellinie, Schulter und Ellbogen lassen wir nach hinten absinken. Wenn wir einatmen, heben wir einseitig den Rippenbogen nach oben gegen die aufgelegte Hand. Wenn sich die Stelle nicht bewegen will, denken wir, wir wollten die Hand beim Einatmen fortschieben, dann erreichen wir etwas Druck, und die Rippen heben sich einseitig nach oben. Es entsteht eine *einseitige Rippen-Flanken-Atmung,* die auf der linken Seite dem Magen beziehungsweise der Bauchspeicheldrüse, auf der rechten Seite der Leber und Galle zugute kommt. Die Stelle, wo unsere Hand liegt, ist nicht wie das Becken oder der Brustkorb von einem Knochengerüst umgeben, sondern die Mitte ist ungeschützt. Das mag vielleicht der Grund sein, weshalb sich unsere Mitte leicht verkrampft und die mittleren Organe Ärger, Aufregung, Hetze, Druck, Streß übelnehmen und nicht mehr richtig arbeiten, bis sie zuletzt krank werden.

Unsere Sprache ist voller Redewendungen, die auf diese Zusammenhänge hinweisen. Dem einen ist eine Laus über die Leber gelaufen, und er hat deshalb schlechte Laune. An dieser bildlichen Darstellung erkennen wir, wie empfindlich diese Organe sind und daß sie unser Wohlbefinden beeinträchtigen, wenn sie nicht richtig arbeiten. Wer bereits weiß, daß seine Magen-, Galle-, Leberbeschwerden durch seelische Belastungen entstanden sind, hat mit dieser Atmung eine echte Hilfe. Wenn man sich zum Schlafen ins Bett legt, macht man erst einige Male diese Atemübung und konzentriert sich auf das bewußte Atmen. Wir nehmen mit jedem Einatmen neue Lebenskraft in uns auf und geben beim Ausatmen Schlacken und verbrauchte Stoffe ab. Dazu gehören dann in diesen Fällen auch seelische Belastungen, Ärger, Aufregung. Es dauert gar nicht lange, bis sich ein angenehmes Wärmegefühl einstellt und sich die Spannungen lösen. Allerdings dehnt sich die Mitte dabei aus, wenn man solche Übungen regelmäßig macht. Die Wespentaille verschwindet dann, aber unsere Organe arbeiten dafür besser, weil sie sich ausdehnen und kräftiger werden. Zuletzt verschwindet die Neigung zu Verkrampfungen ganz. Nach einiger Zeit machen wir die Übung auf der anderen Seite.

2. Übung aus der Seitenlage

Wir liegen auf der rechten Seite und legen das linke Bein zurück nach hinten. Wer viel Platz hinter seinem Rücken und keine Schmerzen hat, kann das Bein weit nach hinten zurücklegen, evtl. im Knie abwinkeln. Die linke Hand legen wir auf die *linke Leistenbeuge* und atmen kräftig ein und aus. Durch diese Dehnung fühlen wir die Atembewegung deutlich bis hierher. Der Atemzug geht von selbst tief nach unten. Auch hier können Schmerzen vorhanden sein, die wir mit bewußtem Atmen wegatmen. Wenn wir sitzen, ist hier immer der Knick in der Leistenbeuge, und es kommt bei anhaltendem Sitzen zu Stauungen. Wenn schon solche in den Beinen vorhanden sind, dann wird besonders die Ausatmung betont, weil dann ein Sog entsteht, der die gestauten Flüssigkeiten nach oben zieht. Es ist eine echte Hilfe bei *Krampfadern*. Die Unsitte der übereinandergeschlagenen Beine soll man sich unbedingt abgewöhnen. Auf der rechten Seite können besonders bei chronischen Blinddarmreizungen Schmerzen vorhanden sein. Auf beiden Seiten sind Schmerzen möglich durch festsitzende Blähungen oder Ausstrahlungen von den Eierstökken bei Menstruationsbeschwerden. In der Schwangerschaft können die belasteten Mutterbänder Schmerzen verursachen. Hier können wir gleich wieder gegen eine ganze Reihe von Störungen mit nur einer einzigen Atemübung angehen.

3. Übung aus der Seitenlage

Wir liegen auf der rechten Seite und legen das linke Bein etwas schräg nach vorn ab, den Fuß mit der Innenkante auflegen und am Boden liegen lassen. Die linke Hand legen wir auf die linke Hüfte. Nun den Arm locker aufheben und wie in der Verlängerung zum Oberschenkel schräg nach hinten ablegen. Den Kopf ebenfalls zurückdrehen nach hinten, er rollt dabei vom ausgestreckten rechten Arm weg. Wir bleiben nun liegen, atmen gut aus, das Einatmen wird etwas erschwert durch die Drehung, so daß die Ausatmung betont ist. Wir versuchen, mit dem ganzen Arm, einschließlich Schulter, auf den Boden zu kommen, was nicht sofort der Fall ist. Es dauert geraume Zeit, bis man das erreicht hat. Hier geschieht etwas ganz Wesentliches. Wir sind völlig passiv, wir tun gar nichts und erfahren doch so viel dabei. Diese Haltung ist statisch, aber darin ist eine ungeheure Dynamik enthalten, das merken wir erst hinterher, wenn die Übung aufgelöst wurde.

Da sind überall die vielen Spannungen, die wir hier ganz besonders deutlich spüren. Je lässiger, lockerer und passiver wir uns hingeben können, um so mehr erreichen wir. Das Gestöhne bei dieser harmlosen kleinen Übung ist immer besonders groß. So wie eine Sekunde nach der anderen die Minute und eine Minute nach der anderen die Stunde ausmacht, so bewirkt diese winzige Übung gleich eine große Veränderung, die wir erst hinterher nach Beendigung der Übung verspüren. Wir rollen uns nach einiger Zeit wieder zurück auf den Rücken. Wer Kreuzschmerzen hat, muß jetzt die Knie anziehen und das Kreuz zurückdrücken auf den Boden. Danach die Beine wieder ausstrecken und mit geschlossenen Augen die beiden Körperhälften beobachten, die rechte und die linke Seite miteinander vergleichen und feststellen, was sich da alles verändert hat. Ein kleines Weilchen müssen wir abwarten, doch dann fühlen wir alles mögliche. Die eine Seite scheint länger geworden zu sein, die andere kürzer. Es kann sein, daß die Füße, die Hände, die Arme, die Beine als verschieden lang oder verschieden warm empfunden werden. Eine Seite scheint heller, die andere dunkler, eine höher, eine tiefer, eine dicker, eine größer, eine wie zusammengeschrumpft zu sein. Oder es entsteht das Gefühl, daß man wie eine Mondsichel gebogen ist. Diese einseitige Dehnung setzt sich bis zum Kopf und zum Gesicht fort. Hier wird manchmal die Durchblutung besonders deutlich gespürt.

Bei *Kopfschmerzen und Migräne,* die oft durch Verkrampfungen entstanden sind, eine wohltuende Hilfe!

Dieses Fühlen und Tasten nach den Veränderungen, die durch die Übung ausgelöst wurden, aktiviert unseren Tastsinn, unser Gefühl. Wir werden dabei vorsichtig von der heutigen einseitigen Hinwendung zur Außenwelt abgezogen und zu uns selbst geführt. Dabei lernen wir uns selbst kennen und die vielen Spannungen in uns.

Wenn wir die Übung auf der anderen Seite machen, können wir staunend feststellen, daß sie dort schwerer oder leichter auszuführen ist oder daß hier ganz andere Verspannungen vorliegen.

4. Übung aus der Seitenlage

Wir liegen auf der rechten Seite und legen das linke Knie vor die Brust auf den Boden, den Fuß mit der Innenkante ablegen. Den rechten Arm legen wir hinter dem Rücken auf den Boden, so daß wir auf der rechten Schulter und auf dem rechten Ohr liegen. Hier liegt der Kopf etwas tiefer als der übrige Körper; wenn man das nicht ertragen kann, muß der Kopf durch das Unterschieben eines kleinen Kissens etwas erhöht werden. Aber es ist gut, wenn der Kopf ein wenig tiefer liegt als der übrige Körper, ist er doch im allgemeinen weniger stark durchblutet, da er über dem Herzen liegt und das Blut ständig nach oben gepumpt werden muß. Hier fließt also von selbst ein wenig mehr Blut in den Kopf, was sich positiv bemerkbar macht. Die freie linke Hand können wir nun auf eine Stelle legen, wo wir eventuell Schmerzen haben. Das kann im *Knie* sein, im *Hüftgelenk,* können über den Oberschenkel ausstrahlende *Ischiasschmerzen, Kreuzschmerzen* sein, die vielerlei Ursachen haben können. Wir legen die Hand mit der warmen Handfläche auf das Kreuz und ziehen nun unseren Bauch beim Atmen zurück nach hinten in das Becken gegen das Kreuz. Dabei muß man kräftig und intensiv atmen, das Becken kann sich richtig nach hinten bewegen. Wir können den Bauch beim Ausatmen nach hinten ziehen und auch beim Einatmen, wir können beides versuchen.

Viele wachen nachts auf, weil sie Kreuzschmerzen haben. Andere erwachen morgens mit Kreuzschmerzen. Deshalb ist diese Übung besonders hilfreich, weil man sie im Bett liegend machen kann. Nimmt man noch das bewußte Atmen dazu und denkt daran, daß man neue Lebenskraft beim Einatmen in sich aufnimmt und daß man beim Ausatmen den Schmerz abgibt, dann spürt man, wie der Schmerz langsam nachläßt und abklingt.

Hierbei entsteht eine *Rückenatmung*. Unser Rücken kommt im allgemeinen zu kurz, wir denken erst an ihn, wenn wir Schmerzen haben. Und nun können auch unsere *Rückenschmerzen* durch sogenannte *seelische Ursachen* ausgelöst worden sein. Unsere Sprache kennt eine Fülle von Redewendungen, die darauf hindeuten. Da heißt es »Es ist ein Kreuz mit dem Kerl« oder »Die Geschichte hat ihm das Rückgrat gebrochen« oder »Ich muß ihm das Rückgrat stärken«. Das sind Hinweise, daß unsere Rückenschmerzen durch Belastungen, Druck und mancherlei Schwierigkeiten ausgelöst wurden. Und nun verschwinden gerade solche Schmerzen sehr schnell durch gezieltes Atmen, denn Atmen und der Atman ist dasselbe. Der Atman ist die Seele. Sie wird durch kräftiges und bewußtes Atmen gestärkt.

5. Übung

Nicht selten sitzen die Schmerzen weiter oben zwischen den Schulterblättern. Hier kann man seine eigene Hand nicht gut hinlegen, man würde sich dabei verkrampfen. Wenn man einen Partner hat, kann man ihn bitten, seine Hand dort hinzulegen, und man atmet dann gegen die aufgelegte Hand. Wenn man allein ist, konzentriert man sich auf diese Stelle und zieht die Schulterblätter auseinander, indem man den Leib zurückzieht nach hinten gegen die Wirbelsäule. Auch hier muß man kräftig und intensiv atmen, so daß sich der Rücken sichtbar bewegt. Dabei entsteht eine *hohe Lungenspitzenatmung auf der Rückenseite*. Diese Form ist Frauen während der Schwangerschaft zu empfehlen, weil die sich nach oben ausdehnende Gebärmutter die Lungen der werdenden Mutter zusammendrückt und es zu einer schlechten Durchlüftung der oberen Lungenpartien kommt.

6. Übung

Nun kann man aber auch noch an anderen Stellen der Wirbelsäule Schmerzen haben außer im Kreuz und zwischen den Schulterblättern. Deshalb *beatmen* wir den *ganzen Rücken*. Wir ziehen den ganzen Leib zurück nach hinten gegen die Wirbelsäule, die sich wie ein Bogen nach hinten herauswölbt. Ganz so, als ob der Wind in ein Segel hineinfährt und dieses aufbläht. Auch hier muß man kräftig und intensiv atmen und an das bewußte Atmen denken.

Diese Seitenlage ist auch als *Schlaflage* zu empfehlen. Man kann das Knie so weit von sich wegschieben, daß man beinahe auf dem Bauch liegt. Zuerst legt man sich auf den Rücken, und wenn man spürt, daß das Einschlafen beginnen will, dreht man sich auf die Seite. Man bevorzugt zuerst die linke Seite, also den linken Arm nach hinten, auf der linken Schulter und auf dem linken Ohr liegend, das rechte Knie vor die Brust. So wird der venöse Rückfluß während des Schlafes am wenigsten behindert. Obwohl man sich im Laufe einer Nacht mehrmals dreht, sollte man doch die linke Seite bevorzugen.

14. Schmerz wegatmen

Dieser Abschnitt ist vielleicht der wichtigste im ganzen Buch. Denn jeder Mensch wird irgendwann einmal von Schmerzen geplagt, so daß man sich früher oder später mit dem Schmerz beschäftigen muß.

Schon in den letzten Kapiteln war immer wieder die Rede von verschiedenen Stellen gewesen, wo allgemein verbreitet Schmerzen vorhanden sein können. Wir nehmen die jeweils bequemste Stellung im Liegen oder Sitzen ein. Ist man geübt in dieser *natürlichen Art der Schmerzbekämpfung,* dann kann man das sogar während des Autofahrens tun, denn es kommt nur noch auf die Konzentration an.

Wir legen entweder eine Hand oder beide Hände auf die schmerzende Stelle. An manchen Stellen, etwa an den Augenlidern, evtl. auch an den Schläfen oder dem Hals, setzt man sanft die Fingerkuppen auf, die eine ganz starke Ausstrahlung haben.

Jetzt kommt noch das Atmen dazu. Wir atmen bewußt, wir denken daran, daß wir beim Einatmen neue Lebenskraft einatmen und beim Ausatmen Schlacken abgeben. Nun erweitern wir diese Gedanken. Wenn an einer Stelle Lebenskraft fehlt, dann taucht Schmerz auf. Er ist die Alarmglocke, die unsere Aufmerksamkeit auf diese Stelle lenken will. Für manchen ist es vielleicht hilfreicher, sich vorzustellen, daß hier Sauerstoff fehlt. Jedoch ist Lebenskraft, kurz Prana genannt, sehr viel mehr. Zu den Schmerzen, die wir ausatmen, gehören die Schlacken, die Ablagerungen oder die Konflikte, die sich dahinter verbergen, die Erlebnisse, die uns kränkten und uns deshalb krank machen. Wenn man dabei sehr aufmerksam ist, dann kann man ganz deutlich fühlen, wie der Schmerz ganz langsam stiller wird und abklingt.

Bevor man zu einer schmerzhaften Behandlung zum Zahnarzt geht, »behandelt« man selbst vorher den fraglichen Zahn, indem man die Fingerspitzen außen auf die Wange an die betreffende Stelle legt. Beim Bohren langsam dorthin ausatmen und sich streng auf das Atmen konzentrieren. Zuerst zu Hause üben, damit es dann klappt!

Eine andere Form ist es, wenn man beim Einatmen bewußt Prana, göttliche Lebenskraft, aufnimmt und beim Ausatmen Prana an die schmerzende Stelle schickt. Hier wird Prana gezielt an eine bestimmte Stelle gelenkt. Doch nun könnte jemand kritisch einwenden, das ist ja Magie oder Zauberei. Deshalb wollen wir diesen Vorgang einmal näher untersuchen und feststellen, was dabei geschieht. Wenn wir erkannt haben, was hier vor sich geht, sind wir eher bereit, dieses risikolose Schmerzdämpfungsmittel anzuwenden.

Da ist zuerst einmal die aufgelegte Hand, die durch ihre Wärme angenehm ist. Mancher hat schon seine Hand auf die Backe gelegt und über Zahnschmerzen gestöhnt, ohne weiter darüber nachzudenken. Er hat es instinktiv getan. Aber es ist nicht nur die Wärme, die wir fühlen, sondern unsere Hand strahlt etwas aus. Es ist unsere eigene Lebenskraft. Wir bestrahlen uns gewissermaßen selber mit unserer eigenen Lebenskraft, so wie es Geistheiler gibt, die ihre Hände auf Kranke legen, oder wie der Priester segnend die Hände über die Gemeinde hält. Wir sagen auch heute noch, daß wir uns von einem Arzt be*hand*eln lassen, obwohl heute kein Arzt mehr seine Hand auf den Patienten legt. Er bedient heute Meßgeräte, Apparate und Instrumente. Deshalb müssen wir aus der Passivität herauskommen und uns wortwörtlich selber behandeln, indem wir die eigene Hand auflegen.

Viele Nerven enden in der Hand und besonders an den Fingerspitzen. Deshalb sind unsere Finger auch so schmerzempfindlich, und wir sprechen im übertragenen Sinn vom Fingerspitzengefühl. Die Nerven entspringen dem Rückenmark, dem Sitz des Lebens. Wir strahlen pausenlos diese unsere Lebenskraft aus, und sie geht uns oft verloren, wenn wir es nicht gelernt haben, die Kräfte zu sammeln. Bei vielen Yogaübungen werden entweder die Handflächen aufeinandergelegt oder die Handflächen werden auf die Fußsohlen gelegt. Jedesmal entsteht ein Wärmegefühl, was anzeigt, daß hier Energie am Ausströmen gehindert wird. Wir benutzen nun dieses Wissen und legen unsere Hand bewußt auf die kranke Stelle. Die Nervenkraft oder die Lebenskraft teilt sich dem erkrankten Organ mit.

Hinzu kommt noch, daß ein Teil des Atems direkt ins Gehirn, dann ins Rückenmark und von dort durch die austretenden Nervenstränge an die gewünschte Stelle geschickt werden kann. In dem Kapitel »Durch die Nase atmen« wurde dieser Vorgang geschildert. Hier wende ich meine Gedanken positiv an, ich lenke Prana an die kranke Stelle, ich lenke mein Bewußtsein an diese Stelle. Aber das ist erst die eine Seite der Schmerzbehandlung. Dazu kommt noch der Teil des Atems, der in die Lungen und von dort in die Blutbahn gelangt.

Der Atem strömt durch die Nase in die Lungen und bis in die letzte feinste Verästelung, die Lungenbläschen. Diese sind von Blutgefäßen umgeben. Hier übernimmt das Blut den Sauerstoff, und zwar übernehmen die roten Blutkörperchen den Transport. Sie sind wie winzigste Suppentellerchen mit einer Mulde in der Mitte so gestaltet, daß sie sich den Sauerstoff aufladen und ihn transportieren können. Von den Lungen kehrt das Blut zum Herzen zurück und wird von dort unablässig durch den ganzen Körper gepumpt, bis in die letzte Zelle. Dort lädt das Blut den Sauerstoff ab und übernimmt die Verbrennungsrückstände, die

Schlacken. Das sauerstoffreiche, arterielle Blut ist leuchtend rot, doch das in die Lungen zurückkehrende venöse Blut ist dunkel und trüb. Es ist beladen mit Abfallstoffen. Mancher ist schon erschrocken, wenn ihm zum Zwecke einer Untersuchung Blut aus einer Vene entnommen wurde und er diese dunkle trübe Brühe sah.

Doch nun geschieht in unserem modernen Leben etwas ganz Entscheidendes, das uns später viele Schmerzen verursacht. Die Hast und Hetze läßt uns das Atmen vergessen und ganz besonders das Ausatmen. Wir denken an tausendmal tausend Dinge, aber nur höchst selten an das Atmen, wir haben angeblich keine Zeit dazu. Unser Körper hilft sich auf seine Weise. Das in die Lungen zurückkehrende Blut soll den frisch eingeatmeten Sauerstoff aufnehmen, es kann aber seine Aufgabe nicht erfüllen, wenn es mit Schlacken bereits belastet ist. Die große Weisheit, die in jedem am Werke ist, hilft dem Leben, denn das Leben will leben. Deshalb werden die Schlacken unterwegs überall abgeladen, und es entstehen allmählich im ganzen Körper Ablagerungskrankheiten vielerlei Arten, schmerzhafte Veränderungen an den Gelenken, in den Gefäßen usw., die nicht mit Medikamenten beeinflußbar sind.

Wir kehren zu unserer gestellten Aufgabe zurück, nämlich den Schmerz wegzuatmen. Wenn wir beim Ausatmen bewußt die Schlacken abgeben, dann befreien wir uns tatsächlich in erhöhtem Maße davon. Wir fühlen es auch, wie langsam der Schmerz verschwindet, wie er allmählich abklingt. Deshalb fühlt man sich auch so wohl nach einigen Übungen, wo betontes Ausatmen gefordert wird.

Allerdings darf man nicht bei Anfangserfolgen stehenbleiben, sondern man muß beharrlich und geduldig über einen größeren Zeitraum die Atemübungen fortsetzen, denn die Ablagerungen sind ja auch nicht auf einmal entstanden, sondern in langen Zeitabschnitten.

Von den vier Ausscheidungsmöglichkeiten, die dem Menschen zur Entschlackung zur Verfügung stehen, ist neben dem Darm, der Blase und der Haut der Atem deshalb die wichtigste, weil wir pausenlos atmen. Wir haben es tatsächlich in unserer Hand, uns von Schlacken und Schmerzen zu befreien, indem wir an das bewußte Atmen denken.

Im Umgang mit dem Schmerz sind allgemein zwei Fehlhaltungen sehr verbreitet: Man bekam den Rat, sich zu schonen, und befolgt diesen Rat gern, man bewegt die schmerzende Stelle nicht mehr. Der zweite Fehler ist aber genauso häufig: Mit eiserner Disziplin wird der Schmerz verdrängt. Dem Körper wird zuviel abverlangt, ja mancher treibt regelrechten Raubbau mit seinen Kräften. Hier muß man die Schmerzgrenze beachten, sich vorsichtig bis an die Schmerzschwelle weiterbewegen, aber den Bogen nicht überspannen. Je geduldiger man sich dem Schmerz gegenüber verhält, um so leichter kann er ertragen werden, je mehr man den Schmerz verdrängt, mit um so größerer Wucht kehrt er zu ungewollter Zeit und eventuell in anderer Form wieder zurück.

15. Reinigungsatem im Stehen

1. Übung

Wir stehen mit gegrätschten Beinen. Beim Einatmen heben wir die Arme hoch, beim Ausatmen öffnen wir den Mund, damit der Atemstrom ungehindert heraus kann. Wir sprechen dabei ein »Ha«, so daß der Atem hörbar wird. Wenn wir mit den Händen an den Füßen angekommen sind, ergreifen wir die Fußgelenke, ziehen den Kopf kräftig zum Bauchnabel hin an und ziehen nun den Bauch aufwärts hoch, um damit die Lungen noch einmal auszupressen, damit wirklich einmal auch die letzten Reste ausgeatmet werden. Wenn man sich prüfen will, ob man ganz ausgeatmet hat, spricht man ein »Ja«. Ist es noch zu hören, dann ist immer noch Luft in den Lungen. Hier muß man aber wissen, daß immer ein Rest in den Lungen zurückbleibt, solange man lebt. Nach dem völligen Ausatmen lassen wir die Arme zur Mitte hängen und rollen die Wirbelsäule langsam mit dem Einatmen wieder auf. Dies ist eine der Ausnahmen, wo beim Ausatmen der Mund geöffnet wird. Bevor man die Übung noch ein zweites oder drittes Mal durchführt, erst einige normale Atemzüge abwarten und dann erst neu ansetzen.

2. Übung

Wir stehen mit gegrätschten Beinen und atmen normal ein. Beim Ausatmen beugen wir uns nach vorn herunter und schütteln dabei kräftig die Schultern. Dabei den Atem durch den Mund auf »pf« ausstoßen, bis auch der letzte Rest heraus ist. Wenn wir kräftig mit den Armen die Schultern rütteln und schütteln, staunt man, wie immer noch etwas Luft herausgestoßen wird. Durch das Rütteln der Arme und Schultern wird der Rücken bewegt, und unmittelbar darunter sitzen die Lungen, so daß sie von außen einen kleinen Stoß bekommen und mehr von ihrem Inhalt abgeben als normalerweise. Beim Einatmen langsam die Wirbelsäule wieder aufrollen. Vor dem zweiten Ausstoßen erst einige Male dazwischen atmen.

3. Übung

Sie hat den Namen *Holzhackerübung*. Wir stehen mit gespreizten Beinen, heben beim Einatmen beide Arme hoch und dehnen uns so weit nach hinten zurück, wie es für uns möglich und angenehm ist; die Hände sind gefaltet. Beim Ausatmen mit den Händen nach vorn zwischen den Beinen durchschlagen, so wie man beim Holzhacken auf den Holzbock geschlagen hat. Dabei wieder versuchen, kräftig auszuatmen. Dann die Hände loslassen, die Arme hängen lassen und sich – wieder einatmend – aufrichten.

4. Übung: *Mit betontem Ausatmen*

Die Übung kann im Stehen, im Knien und im Sitzen ausgeführt werden. Beim Ausatmen ziehen wir unsere Arme vorn über der Brust zusammen, so als ob wir den Brustkorb zusammendrücken und den Atem einmal ganz herauspressen wollten. Beim Einatmen öffnen wir die Arme und ziehen sie so nach hinten hoch, daß die Schulterblätter zusammenstoßen und der Brustkorb in die Breite gedehnt wird. Hier bewegen wir unsere Lungen mit der äußeren Muskulatur der Arme und des Brustkorbs. Zuerst pressen wir die Lungen damit wie einen Schwamm zusammen, und wenn wir uns öffnen, dehnt sich dieser »Schwamm« wieder aus und saugt den Atem ein.

16. Das Kürzel

Das Kürzel ist eine Atemübung, in der viele Wirkungen zusammengefaßt sind, ähnlich wie in der Stenographie eine Silbe für ein langes Wort stehen kann und dann »Kürzel« heißt.

1. Übung

Wenn wir beginnen, machen wir diese Übung ganz langsam, um die vielen Dehnungen zu spüren, die darin enthalten sind. Im Stehen nehmen wir beide Arme nach vorn, die Handflächen sind zueinander gedreht. Nun langsam die Arme auseinander und zurückziehen. Dabei dehnt sich die Brust in die Breite, und wir können einatmen. Wir atmen aus, wenn wir nun die Arme hinter den Rücken nehmen und die Hände falten. Wir versuchen, die Handteller möglichst zusammenzubringen; dadurch wird die Dehnung quer über das Schlüsselbein verstärkt. Wenn das nicht geht, dann nur die Hände oder ein Handgelenk fassen. Die Arme lang nach hinten ausstrecken, dabei die Schulterblätter und die Ellbogen zusammenziehen. Die Ellbogen berühren sich nicht. Die gestreckten Arme nach hinten runterziehen, die Hände so tief wie möglich, vielleicht bis unter das Gesäß, dabei einatmen, denn der Brustkorb wird dadurch ausgedehnt und die Wirbelsäule wird auf der Bauchseite gestreckt. Aufpassen! Wer Kreuzschmerzen oder Ischiasbeschwerden hat, darf sich nicht zu sehr nach hinten beugen, sonst werden diese Schmerzen verstärkt. Wieder in die aufrechte Stellung zurückkehren und jetzt nach vorn beugen bis der Kopf zwischen den Knien ist, bei gestreckten Beinen. Die ausgestreckten Arme gehen durch diese Beuge von selbst über den Kopf. Je mehr der Kopf zwischen die Knie gelangt, um so mehr sinken die

Arme über dem Kopf dem Boden entgegen. Wir atmen aus, wenn wir uns nach vorn beugen. Wenn wir in dieser Stellung einige Zeit aushalten, atmen wir einfach weiter. Dann lassen wir die Arme auf den Rücken zurücksinken, richten uns beim Einatmen wieder auf und öffnen die Hände. Nun stehen wir erst einmal staunend da und fühlen, was sich da alles ereignet hat, denn es ist eine Übung, in der vieles verborgen ist. Wer gar keine Zeit hat und ganz schnell morgens nur eine Übung machen möchte, kann sich diese Übung angewöhnen. Er schlägt dann gewissermaßen viele Fliegen auf einmal mit einer Klappe.

Nachdem wir die Übung erst einmal langsam und wegen der starken Dehnungen vorsichtig ausgeführt haben, machen wir sie etwas *schneller als reine Atemübung.*

2. Übung

Beim Einatmen die Arme nach beiden Seiten ausbreiten, beim Ausatmen die Arme nach hinten, die Hände fassen, beim zweiten Einatmen die Hände hinten runterziehen, beim Ausatmen nach vorn beugen, dabei die Arme über den Kopf, stehenbleiben und weiteratmen, bis man sich einatmend wieder aufrichtet.

3. Übung

Bei dieser Form verändern wir unsere Beinhaltung. Das linke Bein ist hinten, der Fuß steht quer, mit dem rechten Bein einen bequemen Schritt nach vorn. Beim Einatmen die Arme seitlich ausbreiten, ausatmend die Hände auf dem Rücken falten, einatmend die Hände hinten runterziehen und nun beim Ausatmen den Rumpf nach vorn auf den rechten Oberschenkel beugen, die Arme gehen über den Kopf. Hier ist das Ausatmen noch stärker betont als vorher, einige Atemzüge unten bleiben, beim Einatmen

den Rumpf aufrichten, die Hände lösen und die Schritt-
stellung so verändern, daß jetzt das linke Bein vorn ist und
wir uns über den linken Oberschenkel beugen.

4. Übung

Bei dieser Form sitzen wir mit dem Gesäß auf den Fersen.
Beim Einatmen erheben wir uns in den Kniestand und
breiten die Arme weit aus. Dann gehen wir wieder zurück
in den Fersensitz und ziehen unsere Arme zurück nach
hinten, ergreifen auf dem Rücken die Hände, ziehen die
Arme über den Kopf, die Stirn geht nach vorn auf den Boden. Dabei wird das Ausatmen sehr betont, denn diese
Stellung drückt Brust und Bauch so sehr zusammen, daß es
nur durch gründliches Ausatmen gelingt, ganz runter zu
kommen. Wir lassen die Hände los, erheben uns wieder in
den Kniestand, öffnen dabei die Arme in die Breite und atmen ein. Dieses Einatmen ist eine richtige Befreiung nach
dem starken Druck durch die Vorwärtsbeuge. Allerdings
ist die Übung für Herz- und Kreislaufschwache vielleicht
zu anstrengend. Das spürt man schon beim ersten Mal und
muß dann die Übung abbrechen. Andere fühlen sich stark
angeregt und erfrischt, denn auf diese Weise wird der
Atem stark aktiviert.

17. Sonnengeflecht

1. Übung

Wir liegen auf dem Rücken, beide Knie angezogen, die Fußsohlen aufgestellt, damit das Kreuz entlastet ist. Mit den Händen fühlen wir die Rippen, dann den unteren Rippenbogenrand. Wir stoßen mit dem Daumen von unten her gegen den Rippenbogenrand, legen Zeige- und Mittelfinger darauf und lassen nun die Hände sinken. Sie liegen ganz locker zwei bis drei Fingerbreit vom Bauchnabel entfernt. Wenn wir die Schultern und Ellbogen auf den Boden absinken lassen, kann es sein, daß sich die Hände trennen und in der Mitte ein Zwischenraum ist, was aber die Wirkung nicht nachteilig beeinträchtigt. Wir spüren hier an dieser Stelle die normale Atembewegung. Innen an der Wirbelsäule liegt ein großes Nervenzentrum, das Sonnengeflecht. Wir konzentrieren uns nun auf dieses Zentrum und stellen uns ganz deutlich vor, wie wir hier ein- und ausatmen. Wir denken daran, daß wir beim Einatmen neue Lebenskraft in uns aufnehmen, kurz Prana genannt. Wir speichern Prana hier in diesem Zentrum, und wenn wir ausatmen, verteilen wir es durch den ganzen Körper. Wir durchstrahlen alle Organe, alle Glieder, alle Zellen mit Prana, wie die Sonne uns mit Wärme durchstrahlt. Das Ausatmen wird verlängert, wenn wir Prana überall hinschicken wollen. Wir brauchen ein bißchen Phantasie, wenn wir uns eine flimmernde Sonne in unserer Mitte vorstellen wollen. Kindern fällt das gar nicht schwer, sie »sehen« sofort eine Sonne in ihrer Mitte. Das Sonnengeflecht verdankt seinen Namen tatsächlich der Sonne. Sie spendet uns Wärme und Licht, und ohne sie wäre das Leben auf der Erde nicht möglich.

Das Nervengeflecht mit dem Namen der Sonne regiert

die Stoffwechselvorgänge und damit den Wärmehaushalt unseres Körpers.

Wenn ein Verdauungsorgan nicht richtig arbeitet, hat man unter Umständen keinerlei Schmerzen. Man merkt die Störung nur daran, daß man leicht friert oder kalte Hände und Füße hat. Durch Übungen, bei denen das Sonnengeflecht aktiviert wird, werden immer auch die kalten Hände und Füße warm. Wenn man diese Übungen richtig macht, mit der nötigen Konzentration, wird es einem ganz warm. Nur der Kopf müßte eigentlich kühl bleiben, weil ja unsere ganze Aufmerksamkeit auf die Mitte gelenkt wurde, das heißt, unser Denken müßte zur Ruhe kommen. Diese Übung hilft auch beim Einschlafen, weil es ja die Gedankenmühle ist, die sich in unserem Kopf herumdreht und uns nicht zur Ruhe kommen läßt.

Durch diese Atemform wird das Sonnengeflecht gestärkt, das die Neigung hat, sich zu verkrampfen. Die einen spüren es wie einen Stich, wenn ihnen jemand begegnet, mit dem sie auf Kriegsfuß stehen. Die anderen fühlen, wie sich ihre Mitte durch Ärger, Aufregung und Hetze ganz langsam zusammenzieht und verkrampft. So versagt bei manchen der Magen oder die Bauchspeicheldrüse auf der linken Seite, bei anderen die Leber und die Galle auf der rechten Seite und bei manchen sogar beides. Wenn wir wieder unsere Sprache beobachten, dann finden wir jede Menge Redewendungen für diese Vorgänge, die sehr gut beobachtet wurden. Bei den Übungen aus der Seitenlage wurde bereits darauf hingewiesen.

Wer es schon weiß, daß seine Stoffwechselstörungen auf diesen »Stich« in der Magengrube und auf Verkrampfung zurückzuführen sind, der kommt nicht umhin, sich ein wenig selbst zu erforschen, warum sich gerade bei der Begegnung mit einem ganz bestimmten Menschen alles zusammenschnürt. Er kann den anderen nicht ändern, ganz gleich, in welchem Verhältnis er zu diesem steht. Es kann das allerliebste Wesen sein, das man um sich hat, das aber eine Eigenschaft hat, die einen stört und damit »auf die Palme« treibt. Die Sprache drückt es auch ganz deutlich aus. Sie sagt: »Ich ärgere *mich* ... über ...« Ich muß endlich erkennen und wissen, warum ich mich über jemanden aufgeregt habe. Oft genug handelt es sich um eine unangenehme Eigenschaft, die man am andern erkennt, nicht aber bei sich selbst. Nimmt man zu dieser Erkenntnis, die dann echte Selbsterkenntnis ist, noch regelmäßig diese Atemform mit Konzentration auf das Sonnengeflecht zu Hilfe, dann kann man sich aus diesem Teufelskreis befreien.

2. Übung

Auch hier die Hände wieder locker auf die Mitte legen und sich wie zuvor auf das Sonnengeflecht konzentrieren, beim Einatmen Prana hier speichern und nun beim Ausatmen gezielt an eine bestimmte Stelle schicken, wo etwas nicht in Ordnung ist, wo Schmerzen sind, wo ein Organ nicht richtig arbeitet. Das Prana an die schwache Stelle lenken und diese stärken. Sie arbeitet nicht richtig, weil ihr Lebenskraft fehlt.

3. Übung: Der Fisch

Bei folgender Übung liegen wir mit lang ausgestreckten Beinen auf dem Rücken, strecken das Kinn so weit in die Höhe, bis der Hinterkopf am Boden ist, dabei gleichzeitig den Brustkorb vom Boden hochwölben. Nun zur Unterstützung der Wirbelsäule beide Hände unter den Rücken schieben, die Handrücken drücken die Wirbelsäule nach oben, die Fingerspitzen stützen sich auf den Boden. Wenn die Wirbelsäule kräftig ist und dieser Unterstützung nicht bedarf, kann man die Arme hinter dem Kopf auf den Boden legen, dabei wird der Brustkorb noch stärker ausgedehnt. Das Emporbiegen der Wirbelsäule bewirkt, daß die Rippenbogen in die Breite auseinandergehen, und dadurch entsteht von selbst eine mittlere Rippen-Flanken-Atmung, bei der genau das Sonnengeflecht in der Mitte ist. Wir bleiben einige Atemzüge lang in dieser Stellung, dann ziehen wir die Hände wieder vor und lassen den ganzen Rücken auf den Boden zurücksinken. Wir pressen einmal das Kinn nach vorn auf das Brustbein, weil der Hals stark gedehnt wurde. Wer Schwierigkeiten mit der Schilddrüse hat, muß aufpassen; die Schilddrüse kann bei dieser Übung gereizt werden. Wer hinterher Kreuzschmerzen hat, muß beide Knie mit den Händen anziehen und dadurch das Kreuz auf den Boden drücken. Die Übung heißt deshalb der »Fisch«, weil man im Wasser in dieser Stellung liegen kann und nicht untergeht. Sie ist auch bekannt unter dem Namen »der tote Mann«. Dabei kann man sich ausruhen.

Das ist die einfachste Stufe oder der Anfang vom *Fisch*, der fortlaufend mit einer anderen Beinhaltung schwieriger wird. Zuerst noch einmal dieselbe Übung mit einer anderen Anfangsstellung. Mit ausgestreckten Beinen auf dem Boden sitzen, die Ellbogen nach hinten aufsetzen und nun den Kopf mit dem Hinterkopf hinten aufsetzen, dabei die Brust wölben. Mit den Ellbogen die Lage suchen, in der man sich ganz sicher fühlt. Wenn es erforderlich ist, wieder die Hände unter die Wirbelsäule schieben.

Das Zurückbeugen des Kopfes bereitet einigen große Schwierigkeiten, die die Übung dann lieber aus der Rückenlage schaffen.

Die nächsten Stufen werden aus dem Schneidersitz, aus dem Froschsitz und zuletzt aus dem Fersensitz immer in derselben Weise ausgeführt. Jede Stufe hat ihre besondere

Eigenart. Die stärkste Dehnung der Mitte wird erreicht aus dem Fersensitz. Doch werden hierbei die Knie sehr belastet und die Oberschenkel stark gestreckt, so daß diese Ausführung für einige unmöglich ist.

4. Übung

Wer diese Schwierigkeiten wegen der Knie und der Oberschenkel hat, kann als allererste Vorstufe den *schlafenden Säugling* machen. Wir liegen auf dem Rücken, die Knie sind angezogen, die Fußsohlen auf dem Boden, damit kein Hohlkreuz entsteht. Die Arme hinter den Kopf legen, die Hände locker übereinander, aber Schultern und Ellbogen auf dem Boden lassen. Wenn sie nicht auf dem Boden aufliegen, die Arme so weit auseinanderziehen, bis alles locker und entspannt am Boden liegt. Jetzt die Knie nach außen fallen lassen, dabei stoßen die Fußsohlen gegeneinander. Wenn Kreuzschmerzen oder unerträgliche Schmerzen im Hüftgelenk auftauchen, muß man die Fußsohlen am Boden lassen. In dieser Stellung ist die ganze Vorderfront freigelegt, nichts drückt, und wir können deshalb wunderbar durchatmen, besonders aber ist die Mitte freigelegt, wo das Sonnengeflecht ist. Wenn wir stehen oder sitzen, ist die Mitte zusammengedrückt, besonders wenn wir beim Arbeiten nach vorn gebeugt sind. Dazu kommt noch der Druck durch unsere einengende Kleidung, Gürtel, Mieder, Gummibänder. In dieser Stellung ist eine Atmung möglich, die wir Vollatem nennen können. Wenn wir die Beine wieder ausstrecken und die Arme neben den Körper legen, merken wir, daß dies tatsächlich eine Übung für uns war, obwohl wir alle einmal als Baby so geschlafen und geatmet haben.

5. *Übung*

Eine andere Übung aus der Bauchlage wirkt ebenfalls günstig auf das Sonnengeflecht ein, *die Sphinx*. Wir liegen auf dem Bauch und spreizen die Beine, die Knie abwinkeln, die Fußsohlen gegeneinanderlegen. Wir fühlen, wie beide Fußsohlen sich gegenseitig vollständig berühren. Nun die Unterarme bis zu den Ellbogen nach vorn auflegen, die Hände diesmal mit den Handflächen auf den Boden. So wie unsere vierbeinigen Lieblinge gern liegen, die Vorderpfoten nach vorn. Jetzt fühlen wir, daß unser Bauch nur bis zum Bauchnabel auf dem Boden liegt und daß wir von da an aufgerichtet sind. Um die richtige Lage herauszufinden, schieben wir unsere Ellbogen entweder näher heran oder weiter weg. Wer dabei Kreuzschmerzen verspürt, muß die Übung abbrechen, denn das Kreuz wird in dieser Stellung zusammengedrückt. Der Nacken muß gestreckt bleiben. Bei dieser Übung besteht die Neigung, den Kopf nach vorn in die Höhe zu ziehen, so daß der Nacken abgeknickt wird, was aber ein Fehler ist. Das Gesicht ist aufgerichtet, und die Augen schauen geradeaus. Der Blick bleibt jedoch nicht an der Fassade hängen, sondern wir schauen wie mit Röntgenstrahlen durch die Wände hindurch, wir durchschauen die Dinge. Die Sphinx ist jene sagenhafte Gestalt im alten Ägypten und bei den alten Griechen. Ihr Blick schweift in die Weite, er haftet nicht in der Gegenwart, sondern er durchschaut die Zeiten, er schaut die Vergangenheit und die Zukunft. Unser Blick soll nicht am Vordergründigen hängenbleiben, sondern die Dinge und die Menschen durchschauen. Und tatsächlich machen sich Stoffwechselstörungen an unseren Augen bemerkbar. Diese wiederum können durch ein verkrampftes Sonnengeflecht verursacht worden sein. Die Augen strahlen Glanz und Wohlbefinden aus, wenn die Ernährung und damit der Stoffwechsel in Ordnung ist. Wenn wir in dieser Stellung kräftig weiteratmen, spüren wir, wie sich die beiden Rippenbogen auseinanderdehnen, und hier liegt das Sonnengeflecht, das damit gestärkt wird. Wir lösen die Stellung auf und legen uns auf den Bauch, den Kopf auf ein Ohr, die Arme nach hinten, die Füße mit den Zehenspitzen nach innen. Wer jetzt Kreuzschmerzen verspürt, muß zuerst Yoga-Mudra (Seite 117) machen, damit die Wirbelsäule und besonders das Kreuz wieder in die entgegengesetzte Richtung gebogen wird. Wenn wir jetzt die Augen schließen und nachspüren, machen wir die Entdeckung, daß die Hände und die Füße warm geworden sind. Auch im Kreuz und um den Bauchnabel herum ist ein gutes Wärmegefühl entstanden. Manchmal ist es so stark, als ob da eine Wärmflasche läge!

Die Übung können wir noch etwas verstärken, indem wir die Unterarme nicht lang nach vorn ausstrecken, sondern die Ellbogen aufsetzen und die Hände mit den Handflächen genauso zueinanderlegen wie die Fußsohlen. Hier ist die Biegung im Kreuz etwas stärker. Die Fingerspitzen werden unter das Kinn gesetzt, aber es darf dadurch kein Knick im Nacken entstehen. Wenn man es also nicht schafft, dann kann man nur die Daumen unter das Kinn setzen. Wir bleiben so lange atmend in dieser Stellung, wie wir uns darin wohlfühlen. Eine weitere Verstärkung erfährt die Übung, wenn wir die Ellbogen zusammenschieben, wieder die Fingerspitzen oder die Daumen unter das Kinn. Jetzt ist der Knick im Kreuz und damit die Dehnung auf der Bauchseite noch stärker geworden. Wer es nicht aushält, muß die Übung für das Kreuz, Yoga-Mudra (Seite 117), machen. Bei dieser dritten Steigerung ist die Durchblutung hinterher sehr stark. Diese Übung hat auch eine anregende Wirkung auf die *Nieren*.

6. Übung

Noch eine andere Übung wirkt sich ganz besonders auf das Sonnengeflecht aus, sie heißt *Delphin*. Wir liegen auf dem Bauch und spreizen die gestreckten Beine nach außen, das soll den geteilten Schwanz des Delphins darstellen. Wir verstärken dieses Spreizen noch etwas, indem wir die Zehenspitzen zum Kopf hin nach oben anziehen. Die Innenkanten der Füße sollen am Boden bleiben. Man kann es deshalb auch als Fußübung betrachten. Diese Streckung ist deutlich an der Innenseite der Oberschenkel zu spüren und wirkt bis in die *Hüftgelenke* hinein. Jede echte Yoga-Übung hat ja gleichzeitig mehrere Wirkungen und Schwerpunkte. Nun nehmen wir die Ellbogen nach vorn und legen die rechte Hand auf die linke Schulter und die linke Hand auf die rechte Schulter, das Kinn auf das Handgelenk der oberen Hand. Die Ellbogen strecken wir so lang wie möglich nach vorn aus, und die Fersen ziehen wir runter nach unten. Wenn wir die größtmögliche Streckung erreicht haben, halten wir inne, atmen weiter, und nach einigen Atemzügen können wir die Dehnung noch etwas verstärken. Der Atem wird durch diese Haltung gezwungen, ganz anders und viel intensiver zu gehen. Wenn wir kräftig weiteratmen, fühlen wir die Atembewegung in dem Dreieck zwischen Rippenbogen und Bauchnabel, dort liegt das Sonnengeflecht. Wir spüren einen Zug, der beim linken Ellbogen anfängt und schräg hinuntergeht zur rechten Ferse. Von der linken Ferse geht der Zug zum rechten Ellbogen. Der Kreuzungspunkt ist genau dort, wo das Sonnengeflecht liegt. Dieses wird durch die Streckung wunderbar gedehnt, was der Neigung zu Verkrampfungen entgegenwirkt.

Auch hier kann man hinterher als Gegenbewegung Yoga-Mudra (Seite 117) machen. Wenn wir die Übung auflösen, legen wir die Füße mit den Zehenspitzen nach innen und empfinden das jetzt ganz deutlich als Entspannung. Die Arme nach hinten neben den Körper ausstrecken, den Kopf auf ein Ohr legen und nachspüren. Die Wärmeempfindungen können sich ganz ähnlich einstellen wie nach der Sphinx.

18. Rücken-Flanken-Atmung

Wir sitzen auf den Fersen, die Hände haben wir auf dem Rücken gefaltet. Wenn wir ausatmen, beugen wir uns so weit nach vorn, bis unsere Stirn den Boden berührt. Wir bleiben unten und atmen weiter. Man muß zuerst gründlichst ausatmen, damit man runterkommt. Wir können nun die Hände lösen und seitlich heruntersinken lassen. Sie liegen neben den Füßen. Die Hände werden umgedreht, so daß die Fußsohlen und Handteller nach oben gedreht sind. Man kann die Hände aber auch neben den Kopf legen oder die Arme ausstrecken und die Hände wie eine geöffnete Schale nach vorn legen. Wenn man den veränderten Atem spüren möchte, legt man beide Hände auf den Rücken auf die weiche Stelle über den Hüften. Hier können wir deutlich die Atembewegung fühlen, es ist eine *Rücken-Flanken-Atmung,* eine Atemform, die wir normalerweise nicht durchführen. Bei *Yoga-Mudra,* so heißt die Übung, wird der Atem durch die Vorbeuge gezwungen, eine Ausweichmöglichkeit zu suchen, denn Brust und Bauch sind durch die Oberschenkel an der Ausdehnung gehindert. Wenn der Bauch im Weg sein sollte, dann nimmt man die Knie auseinander, damit in dem Zwischenraum der Bauch Platz findet, aber das Gesäß muß auf den Fersen bleiben. Die Übung hilft auch bei *Kreuzschmerzen,* oder sie dient zum allmählichen »Ausbügeln« des *Hohlkreuzes.*

Eine Veränderung erfährt die Übung, wenn wir die gefalteten Hände auf dem Rücken lassen und, nachdem wir die Stirn auf den Boden gelegt haben, die gestreckten Arme hinten hochziehen. Dabei entsteht eine starke Dehnung quer über das Schlüsselbein, und die Atmung wird auch hier verstärkt. Bei einer weiteren Abwandlung der Übung legen wir die Handflächen gegeneinander auf den

Rücken, die Fingerspitzen zeigen nach oben. Wenn wir mit der Stirn den Boden berühren, können wir die Hände noch etwas höher hinaufschieben, bis sie zwischen den Schulterblättern liegen. Auch hierbei wird die *Schlüsselbeinatmung* verstärkt.

Yoga-Mudra wird auch als *demütige Verneigung* oder die *dreifache Ehrfurcht* bezeichnet. Wenn man sich das erste Mal mit dem Ausatmen nach vorn beugt, verneigt man sich demütig vor allem, was unter uns ist. Das zweite Mal verneigt man sich vor allem, was um uns ist. Das dritte Mal verneigt man sich vor allem, was über uns ist. Dann lassen wir die nach oben geöffneten Hände vor dem Kopf wie eine empfangsbereite Schale liegen. Wenn wir uns wieder aufrichten, atmen wir ein. Danach legen wir uns auf den Rücken. Wenn Krampfadern vorhanden sind, sollte man nicht allzu lange auf den Fersen sitzen bleiben. Andererseits ist es eine Vorbeugung gegen Krampfadern. Das merken wir hinterher, wenn wir in der Rückenlage unsere Beine wieder ausstrecken, wie stark sie nun durchblutet werden. Und jetzt kommt auch der Bauch beim Atmen von selbst wieder heraus, denn er hat es nicht gern, wenn er so zusammengedrückt wird, wie das bei Yoga-Mudra geschieht.

19. Einseitige Rücken-Flanken-Atmung

1. Übung

Trikonasana oder Dreieckstellung: Wir stehen mit gespreizten Beinen, die Grätsche so groß wie möglich. Beide Arme nach rechts und links ausbreiten, die Handflächen weisen nach vorn. Mit dem Ausatmen beugen wir uns nach rechts und setzen die Fingerspitzen auf den Boden in der Mitte des rechten Fußes. Wenn es möglich ist, bleiben die Beine gestreckt. Wenn es nicht geht, dann das rechte Knie abwinkeln, so daß Knie und Ellbogen aneinanderliegen. Der linke Arm ist nach oben gestreckt, der Kopf ist nach oben gedreht. Wir schauen auf den oberen Daumen, beide Handflächen weisen nach vorn. In dieser Stellung einige Atemzüge bleiben, dann auflösen: Beim Ausatmen den Rumpf und die Arme nach vorn in die Mitte drehen und hängen lassen. Beim Einatmen aufrichten. Und nun die Übung nach links.

2. Übung, veränderte Form

Auch hier wieder gespreizte Stellung, Arme nach rechts und links ausbreiten, doch nun den Rumpf nach rechts drehen und die linke Hand wie einen großen Haken locker um die rechte Ferse herumhängen und den rechten Arm nach oben ausstrecken, auf den oberen Daumen sehen. Beim Auflösen mit dem Ausatmen wieder nach vorn in die Mitte und beim Einatmen aufrichten. Dasselbe zur anderen Seite.

3. Übung

Bei der nächsten Veränderung entsteht eine *einseitige Rücken-Flanken-Atmung,* die wir deutlich fühlen können, weil gerade an dieser Stelle die Hand aufgelegt ist. Wir stehen mit großer Grätsche, strecken die Arme seitlich aus, drehen den Rumpf nach rechts, beim Ausatmen mit dem linken Arm zum rechten Fuß hinuntergehen, die linke Hand locker um die rechte Ferse herumlegen, den rechten Arm über den Rücken legen, die Hand liegt mit dem Handrücken auf der weichen Stelle über den Hüften, wo wir deutlich die Atembewegung fühlen können. Den Kopf lassen wir locker zum Knie herunterhängen. In dieser Stellung werden Brust und Bauch an der Ausdehnung beim Atmen gezwungen, anders als sonst zu gehen. Eine einseitige Rücken-Flanken-Atmung ist uns beim Sitzen oder Stehen nicht möglich. Wenn wir die Übung auflösen, lassen wir beim Ausatmen den Rumpf, Kopf und Arme nach vorn zur Mitte hängen und richten uns beim Einatmen wieder auf. Dann machen wir die Übung auf der anderen Seite. Danach legen wir uns auf den Rücken und warten einige Zeit still ab.

20. Zwerchfell-Atmung

1. Übung

Wir beginnen mit der einfachen Übung, die als dritte Form der Bauchatmung auf Seite 70 beschrieben ist, um erst einmal ein Gespür für die Beweglichkeit des Bauches und damit des Zwerchfells zu bekommen.

2. Übung

Wir stoßen den Atem durch den Mund mit einem hörbaren »pf..pf..pf..pf« aus, bis wir ganz ausgeatmet haben, dann wieder durch die Nase einatmen und wieder auf »pf« den Atem ausstoßen. Wenn wir die Hände auf die Mitte gelegt haben, fühlen wir die Bewegung, die das Zwerchfell bei diesem Stoß macht.

3. Übung

Wir schnuppern den Atem durch die Nase mit kleinen vibrierenden Stößen ein, als ob wir einen Duft aufschnuppern wollten. Dabei geht der Atem von selbst ganz weit nach oben hinauf. Langsam ausatmen.

4. Übung

Wir legen unsere Hände auf die Mitte und sprechen aus der Mitte heraus, zuerst »keck..keck..keck«, danach »hopp..hopp..hopp« und noch etwas stärker »pfui.. ..pfui«. Wir beachten dabei, daß wir nicht mit der Kehle sprechen, sondern daß jedesmal ein kleiner Stoß vom Zwerchfell ausgeht. Wenn wir die Hände auf die Mitte legen, fühlen wir diesen Stoß.

Wem das noch nicht gelingen will, der beobachte einmal einen Hund, der gerade gebellt hat oder der noch nicht ganz richtig bellt. Er stößt einen komischen Laut aus, so einen »Befzger«. Das versuchen wir einmal nachzumachen, wenn wir allein sind. Der Hund bewegt sein Zwerchfell kräftig beim Bellen. Er hat auch eine unverwüstliche Verdauung, denn er frißt zuweilen schauderhafte Dinge, ohne sich den Magen zu verderben. Vielleicht ist unser Zwerchfell so unbeweglich, weil wir zuwenig lachen. Wenn wir tüchtig lachen, wird das Zwerchfell kräftig geschüttelt, es heißt ja auch »ein zwerchfellerschütterndes Lachen«.

5. Übung

Es gibt noch eine Methode, um sich des Zwerchfells bewußt zu werden: Wir stellen uns in einiger Entfernung eine große brennende Kerze vor und versuchen, diese auszupusten. Dabei müssen wir uns sehr anstrengen, und in dem Bemühen, mit einem starken Luftstoß die Kerze auszupusten, ziehen wir kräftig den Bauch ein und das Zwerchfell hoch. Bitte nicht zu oft wiederholen, sonst kann einem dabei schwindlig werden.

6. Übung: Kapalabhathi

Das bedeutet sinngemäß, daß der Kopf hell, leuchtend wird. Dabei stoßen wir das Zwerchfell mit einem gewaltigen Ruck nach oben, so daß der Stoß bis zum Kopf spürbar wird und man regelrecht »hell« oder wach wird. Es geht dabei wie ein Hammerschlag durch den ganzen Körper hindurch, vom Steißbein bis hoch in den Kopf. Wir stoßen die Luft aus, das Zwerchfell sackt sofort wieder zurück, und der Atem wird eingesaugt. Es ist kein Einatmen, sondern das hörbare Geräusch entsteht durch den zurückstoßenden Atem. Wenn ich einen Ball mit der Hand auf den

Boden stupse und er kehrt von selbst wieder zurück, handelt es sich um dasselbe Prinzip. Der aufgestupste und wieder zurückkehrende Ball ist der ausgestoßene und wieder zurückstoßende Atem.

7. Übung

Wenn wir die Übung etwas abgeschwächter, leichter und schneller machen, entsteht ein schnaubendes Geräusch wie bei einer Lokomotive oder einem Blasebalg, und wegen dieser Ähnlichkeit hat die Übung auch den Namen *Bhastrika* oder *Blasebalg* erhalten.

8. Übung

Wenn wir dieselbe Übung noch schneller machen, noch leichter, dann sind wir wieder beim Hund; man nennt sie deshalb *Hecheln*. Allerdings machen wir sie mit geschlossenem Mund, während der Hund mit offener Schnauze atmet, seine Zunge hängt heraus, und wir sehen seitlich seine bebenden Flanken. Wer gar nicht damit zurechtkommt, der versucht den ersten Stoß ausnahmsweise mit offenem Mund oder den »Befzger« und geht nach und nach zu den anderen Formen über.

9. Übung

Wem dies unbequem oder gar unmöglich erscheint, der kann auf folgende Weise versuchen, sich seines Zwerchfells bewußt zu werden beziehungsweise es sich bewußt zu machen: In der Rückenlage die Hände so auf den Bauch legen, daß Zeigefinger und Daumen zusammenstoßen und den Bauchnabel umschließen. Beim Ausatmen den Bauchnabel kräftig zurückziehen, beim Einatmen loslassen, nicht mit den Händen helfen. Dieses verstärken, indem man sich vorstellt, man wollte den Bauchnabel bis an die Wirbelsäule heranziehen, also ganz kräftig ausatmen. Und nun sich vorstellen, daß man beim Ausatmen ruckartig den Bauchnabel gegen die Wirbelsäule wirft, ihn regelrecht an die Wirbelsäule klatscht und sofort wieder losläßt. Dieses dann schneller, und schon kommt der gewünschte kräftige Stoß des Zwerchfells zustande.

Diese Zwerchfell-Atemübungen haben viele Wirkungen. In erster Linie regen sie an, man wird munter dabei. Man muß deshalb die Tageszeit beobachten, so daß man den Bohnenkaffeeeffekt gezielt einsetzen kann, wenn man ermüdet ist. Das kann man sogar während des Autofahrens tun, man braucht nicht einmal das Lenkrad dabei loszulassen, sondern öffnet lediglich die Fenster, um frische Luft hereinzulassen. Auch wenn Witterungseinflüsse ermüden, herannahende Gewitterschwüle, Hitze oder im Winter tiefhängende Schneewolken, oder bei einer beginnenden Erkältung, wenn Kopfschmerzen, Druck über den Augen, Schnupfen langsam heranziehen. Bei dieser schnellen Atemform kann der aufgenommene Sauerstoff gar nicht so schnell verbraucht werden, so daß es zu einer Hyperventilation kommt, die erfrischt und ermuntert, denn durch Sauerstoffmangel ermüden wir. Das ist auch der Grund, weshalb wir bei Schlafstörungen aufpassen müssen, daß wir diese Übungen nicht zu spät machen, weil wir sonst munter werden und nicht gut einschlafen können. Der vom Zwerchfell ausgehende kräftige Stoß setzt sich über die Bauchdecke bis zum Beckenboden hin fort und lockert diesen auf. Deshalb kann man diese Übung vorteilhaft für die Vorbereitung zur Entbindung einsetzen, aber auch bei Menstruationsbeschwerden, die durch Verkrampfung des Beckenbodens entstanden sind.

Das Zwerchfell wurde in der Antike als der *Sitz der Seele* betrachtet, und diese Anschauung hat wohl etwas für sich.

Bei der ursprünglichen Atmung, mit der wir alle auf die Welt kommen, wird nur das Zwerchfell bewegt. So kann man es bei schlafenden Tieren, Hunden, Katzen und auch bei ganz kleinen Kindern beobachten. Erst mit Schulanfang hört dieses natürliche Atmen auf. Das beschert uns später viele Störungen. Durch das Sitzen, in der Mitte einengende Kleidung, durch die einseitig intellektuelle Ausbildung wird die ursprüngliche Atmung vernachlässigt und verschwindet später ganz. Eine falsche Haltung, die »Brust raus, Bauch rein« kommandierte, tat ein übriges und züchtete noch dazu das weitverbreitete Hohlkreuz.

Wenn wir frei stehen und unsere Mitte nicht durch modische Kleidung eingeengt ist, schwingt das Zwerchfell wie ein Segel rauf und runter und gleicht den Druck von oben und von unten aus. Wir empfangen aus beiden Richtungen Strahlungskräfte, sowohl aus dem Gestein der Erde wie auch aus dem Kosmos. Der Mensch steht genau in der Mitte zwischen diesen Kraftfeldern. Das Zwerchfell gleicht den Druck rhythmisch aus und schwingt auf und ab. Die Seele ist die Vermittlerin zwischen Körper und Geist. Sie verbindet den materiellen irdischen Körper mit dem spirituellen Geist. Die Voraussetzung für diese Verbindung schafft das Zwerchfell, es ist also verständlich, wenn die Alten hier den Sitz der Seele vermuteten. Wenn die Seele den Körper verlassen hat, dann atmet der Mensch nicht mehr, und alles steht still.

21. Atemübungen für ganz Unbewegliche

Atemübungen kann jeder machen, auch wenn er beinahe unbeweglich ist und festsitzt, weil Lähmungen oder vielerlei Schmerzen ihn an den Bewegungen hindern. Da mit dem Alter oder durch andere Ursachen entstandene Unbeweglichkeit auch die Funktionen der Organe verlangsamt, sind Atemübungen ganz besonders für diese Menschen echte Medizin. Sie regen alles wieder auf natürliche Weise an.

1. Übung

Wir stellen uns ein Wassertier vor aus Kunststoff, bunt, in vielen Farben, wie es die Kinder gern zum Baden mitnehmen.

Diese Figur kann ganz klein zusammengefaltet werden, und erst wenn wir Luft hineinblasen, nimmt sie ihre Gestalt an. Sie streckt den Kopf, die Arme, die Beine heraus. Eventuell stülpen sich auch Flügel oder ein Schwanz heraus, je nachdem, um welches Tier es sich handelt. Wenn wir so große Schmerzen haben, daß wir glauben, unsere Glieder nicht mehr bewegen zu können, dann stellen wir uns vor, wie wir den Atem in das erlahmte Glied hineinschicken, genau wie in das Wassertier aus Plastikstoff oder Gummi. Wir atmen in das erlahmte Glied hinein, und der Atem hebt es auf und bewegt es. Dabei immer an das Aufblasen denken wie beim Wassertier. Wir atmen ein und zielen beim Ausatmen in das unbewegliche Glied, wir flößen so dem erlahmten Körperteil neue Lebenskraft ein. Wir denken daran, daß wir mit dem Einatmen Prana, göttliche Lebenskraft, in uns aufnehmen und daß in dem geschwächten, schmerzhaften Körperteil Lebenskraft fehlt. So können wir jeden einzelnen Finger »aufblasen«, das heißt, hineinatmen und bewegen. Wir spreizen jeden Finger einzeln, dann sämtliche Finger auf einmal. Auf diese Weise »behandeln« wir nacheinander alle Glieder, die sich nicht mehr recht bewegen wollen.

2. Übung

Wir blasen unser *Gesicht* auf. Wir stellen uns mit geschlossenen Augen vor, daß wir hinter unserem Gesicht sind, und schauen unser Gesicht von innen an, wie wir eine Maske von innen ansehen.

Wenn wir ausatmen, schicken wir den Atem durch unser Gesicht hindurch, als ob wir durch eine Maske hindurch ausatmen würden. Bei dem Ausatmen die Gesichtszüge von innen her durchdringen und beleben. Vorher denken wir daran, daß wir beim Einatmen Prana, göttliche Lebenskraft, aufgenommen haben, und nun schicken wir sie beim Ausatmen durch unser Gesicht, das sich dadurch erfrischt und belebt. Wenn man gut konzentriert ist und es richtig macht, fühlt man die Entspannung; sie ist angenehm wohltuend. So kann man einer herannahenden *Migräne* entgegentreten und sie verhindern.

Bei dieser Entspannung können wir das Gesicht einzeln durchtasten. Immer beim Ausatmen und immer von innen nach außen, wie durch eine Maske. Wir glätten unsere Stirn, dabei denken wir besonders an die Falte, die wir gern über der Nasenwurzel haben. Wenn wir denken, runzeln wir die Stirn und ziehen die Augenbrauen zusammen. Jetzt ziehen wir die Augenbrauen auseinander. Die Augen haben wir geschlossen und fühlen nun, wie unsere Augenlider locker und leicht über die Augen gebreitet sind, das heißt, nicht andrücken, sondern lose halten: So fühlen wir, wie die Augen dadurch geschützt sind. Und die Augenlider nicht mehr bewegen. Normalerweise geht der Lidschlag auch bei geschlossenen Augen weiter. Heute haben aber viele *um die Augen herum nervöse Zuckungen,* die vollkommen außer Kontrolle sind. Sie hören allmählich wieder auf, wenn wir versuchen, die Augenlider leicht über die Augen zu breiten wie zwei lose Rosenblätter, und sie nicht mehr bewegen.

Nun lassen wir die Augen in den Kopf hineinsinken und stellen uns vor, daß wir hinter unseren Augen sind. Wir atmen in Gedanken durch unsere Augen hindurch aus. Dabei denken wir wieder an Prana, das nun unseren Augen zugute kommt. Sie nehmen das dankbar an und erfrischen sich wieder. Heute sind unsere Augen überanstrengt durch Autofahren, allzu grelles Neonlicht, Fernsehen und vieles andere. Wer fühlt, daß seine Augen nachzulassen drohen, der kann sie auf diese Weise wieder stärken. Wir gehen weiter und blasen unsere Wangen einmal kurz auf, wie wenn man eine Kerze auspusten wollte. Danach gehen wir zum Mund. Hier haben wir sehr viele Spannungen. Wir haben oft die Zähne zusammengebissen, die Lippen zusammengepreßt und die Zunge an den Gaumen gedrückt. Dadurch wird der Atem schon beim Einströmen behindert. Das spürt man aber erst, wenn man sich intensiv mit dem Atmen beschäftigt hat. Wir bewegen unsere Kiefer so, als ob wir Kaugummi kauen. Dabei fühlen wir rechts und links am Gesicht in der Mitte der Ohren das Kiefergelenk. Wir kennen zwei Fehler: Wenn wir den Unterkiefer ganz loslassen würden, dann stünde der Mund sperrangelweit auf. Das ist eine unerwünschte Haltung, wie wir sie bei geistig nicht ganz zurechnungsfähigen Typen beobachten können. Wenn wir beide Kiefer fest zusammenpressen, dann sind auch die Zähne aufeinandergepreßt, und das tun heute beinahe alle. Viele mahlen auch noch mit den Kiefern, ohne daß sie es bemerken, manche tun es nachts beim Schlafen. Wir nehmen jetzt die mittlere

Haltung ein, nicht zu lose und nicht zu fest. Auf alle Fälle sollen beide Zahnreihen getrennt sein, beide Lippen locker, eventuell sogar ein wenig geöffnet, die Zunge liegt dann im unteren Teil des Mundes, im sogenannten Mundboden. Sie paßt da genau hinein, wie eine Katze in ihr Körbchen.

Die Zungenspitze stößt an die unteren Schneidezähne an. So ist die Mund- und Kiefernhaltung richtig, und der Atem wird nicht behindert.

Die Nase hatten wir ausgelassen bei unserem Gang durch das Gesicht. Wenn wir uns der Nase zuwenden, dann fühlen wir den Atem, wie er aus- und einströmt. Wenn wir ihn verfolgen, dann gelangen wir in unsere Mitte. Dies ist eine natürliche Form der *Konzentration*. Sich konzentrieren heißt ja, in das Zentrum, das ist die Mitte, hineingehen.

Das *Ein- und Ausströmen des Atems* kann man auch *hören*. Zuerst atmen wir kräftig ein und aus und hören deutlich den Unterschied. Es hört sich anders an, wenn der Atem eindringt, und ein anderes Geräusch begleitet den ausströmenden Atem. Schon diese einfache Beobachtung kann eine *echte Hilfe zum Einschlafen* sein, wenn wir von der Außenwelt durch Geräusche daran gehindert werden. Wenn wir nun den Atem zügeln und sanfter ein- und ausatmen, wird auch das Atemgeräusch leiser. Wir sind dann gezwungen, noch viel aufmerksamer hinzuhören, dem Atem zu lauschen. Ist der Atem zuletzt *unhörbar* geworden und wir haben ihn weiter verfolgt, dann sind wir ganz nach innen gewendet und lauschen nach innen. Für viele ist es eine sehr wirksame Hilfe zum Einschlafen. Denn beinahe immer sind wir machtlos gegenüber Geräuschen aus der Außenwelt.

Da hilft nur die echte Konzentration, die Hinwendung nach innen. Der Atem verhilft uns dazu.

3. Übung

Wir sitzen oder stehen ganz gerade und ziehen beim Einatmen den Atem in Gedanken die *Wirbelsäule aufwärts*. Dabei ziehen wir jeden einzelnen Wirbel ein Stückchen nach oben. Wenn wir oben angelangt sind, lassen wir los, atmen aus und spüren, wie wir wieder zusammensinken. Beim Einatmen wurde nicht nur die Wirbelsäule aufgerichtet, sondern der ganze Körper.

4. Übung

Wir können uns bei der vorangegangenen Übung auch nur auf den oberen Teil der Wirbelsäule beschränken und machen gewissermaßen einen *Schwanenhals* beim Einatmen. Die Schultern müssen aber unten bleiben, sie dürfen sich nicht mit heben. Aufpassen, nicht das Kinn dabei in die Höhe strecken, sonst entsteht ein Knick im Nacken, und vorn wird der Hals überdehnt und damit die Schilddrüse gereizt. Der Nacken muß so gestreckt bleiben, als ob man am Schopf aufgehängt wäre.

5. Übung

Noch einmal das Aufblasen der einzelnen Glieder wie das »Aufblasen des Wassertiers«, aber die Atemführung umgekehrt. Wir heben beim Einatmen einen Arm und lassen ihn beim Ausatmen wieder sinken. Dann den andern Arm, und wieder sinken lassen. Wir heben eine Schulter und lassen sie wieder sinken, dann die andere Schulter, zuletzt beide Schultern. So fahren wir mit allen Gliedern fort und beleben sie durch den Atem.

Ausklang

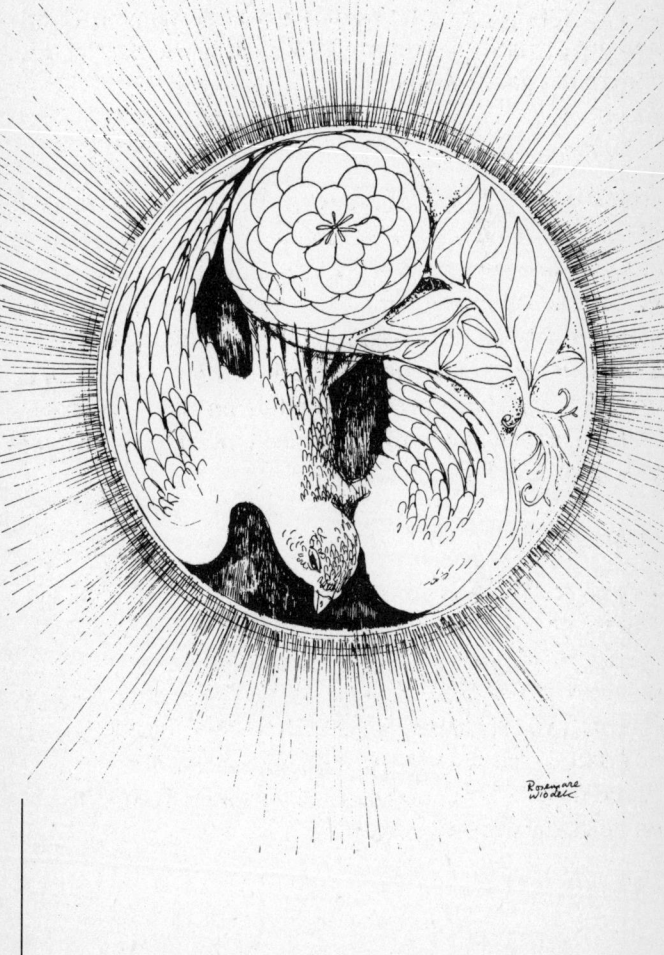

Die in den vorangegangenen Abschnitten beschriebenen und erläuterten Übungen bilden nur einen Ausschnitt der möglichen Atemübungen. Sie sollen zur Anregung dienen, um sich des Atems, der Atemräume, der vielen Wirkungen und Anwendungsbereiche erst einmal bewußt zu werden. Es dauert einige Zeit, bis sich das Gespür dafür entwickelt. Hat man jedoch erst einmal mit Atemübungen angefangen, merkt man sehr bald, wie sich die Übungen von selbst zu ungeahnter Fülle erweitern. Allmählich erkennt man, daß man hier einen Weg gefunden hat, der ganz echt und ganz natürlich nach innen führt. Meister Eckehart (1260–1327) spricht vom »inneren Werk«. Atemübungen können uns sicher zu inneren Wahrnehmungen führen. Meister Eckehart sagt in seiner Predigt von der Göttlichen Ordnung: »Die Seele soll nimmer aufhören mit dem Werke, bis sie dessen so mächtig werde wie Gott« (S. 54, »Von der Geburt der Seele«). Das Hineingelangen in die »Abgeschiedenheit« nennt er das »innere Werk«, das sich denn auch nicht so beurteilen läßt wie die äußeren Werke.

Wird die Arbeit am Atem mit der nötigen Konzentration, mit innerer Anteilnahme und in der richtigen Weise aufgenommen und geduldig weitergeführt, gelangt man zu Erfahrungen, so daß man mit Meister Eckehart sprechen kann: »*So bin ich denn die Ursache meiner selbst,* nach meinem ewigen und nach meinem zeitlichen Wesen« (aus Predigt 32, S. 152, »meister eckehart«, Herder-Bücherei Band 71). Dieser Satz hat ein gewaltiges Gewicht, und es lohnt sich, sich einmal ganz ernsthaft damit zu beschäftigen. Vielleicht fällt es manchem wie Schuppen von den Augen, wenn er sich endlich selbst erkennt; wenn er die Ursachen all seiner Leiden und Freuden in sich selbst entdeckt. Es mag vielleicht zunächst recht schmerzhaft sein, doch zunehmend wachsen die Erkenntnisse und wandeln unser Bewußtsein. Unser einseitiges Nützlichkeitsdenken wird durch den Atem aus einer unermeßlichen und nie versagenden echten Quelle ergänzt und gespeist. Eine der uralten Forderungen jeder Einweihungspraxis lautet: »Erkenne dich selbst.« Es ist auch das Ziel des Yoga.

Wenn man mit geschlossenen Augen den Atem verfolgt, dann kann man vielleicht eines Tages »sehen«, wie um uns herum eine ätherische Hülle ist, die zugleich in uns eindringt. Sie ist durchsichtig wie feinster Nebel, sie umgibt uns außen und ist zugleich in uns drin. Wir sind mit ihr verbunden durch ein goldenes Band oder eine silberne Schnur. Wenn man diese feine Schnur ergreift, kann man sich daran in die eigene Mitte hineinlassen wie an einem sicheren Seil. Vielleicht sieht man den Atem wie allerfeinsten goldenen Staubdunst durch den ganzen Leib ziehen und ihn beleben.

Wir finden einen solchen Hinweis bereits im Alten Testament. Beim Prediger Salomo, 12, 1, heißt es: »Gedenke an deinen Schöpfer in deiner Jugend ...«; Vers 6: »Ehe denn der silberne Strick wegkomme und die goldene Schale zerbreche ...«; in Vers 7: »Denn der Staub muß wieder zu der Erde kommen, wie er gewesen ist, und der Geist wieder zu Gott, der ihn gegeben hat«.

Der Sinn des Lebens kann nicht darin bestehen, daß wir immer schneller arbeiten, immer mehr verdienen, immer mehr haben, immer besser, immer höher, immer weiter kommen, immer mehr verbrauchen und dabei ermattet und überdrüssig auf der Strecke bleiben, ja bleiben müssen. Konkurrenzkampf, Konkurrenzneid, Wettbewerb, Zuwachsraten, Gewinnquoten, Leistungssteigerungen, Leistungszwang können uns nicht die Frage beantworten: *»Wo komme ich her und wo gehe ich hin?«*

Wer also schon zu solchen Erkenntnissen vorgestoßen ist, daß dies nicht die Richtlinien unseres Lebens sein kön-

nen, wer vielleicht durch leidvolle Erfahrungen und Erlebnisse ahnt, daß der Mensch dadurch nicht glücklich wird,
weil er den Sinn des Lebens verfehlt, der sollte sich selbst
mit Hilfe des Atems andere Dimensionen erschließen, ja
erarbeiten, denn Yoga heißt auch »Arbeit am Selbst« und
»Verwirkliche dich selbst«.

Literaturverzeichnis

Wer mehr über die medizinische Seite der Atemvorgänge wissen möchte, kann sich anhand eines der nachfolgenden Werke orientieren. Auch wer weitere Atemübungen sucht, wird diese in den folgenden Schriften finden.

Von der Autorin selbst erschienen zwei Bücher, in denen teilweise Atemübungen enthalten sind, die in diesem Band nicht erscheinen:

»Yoga – Quelle der Gesundheit«, Annamaria Wadulla, Bircher-Benner-Verlag Bad Homburg, o. J.

»Yoga für die Praxis«, Annamaria Wadulla, Neuauflage, Irisiana-Verlag Haldenwang, 1979

»Atemheilkunst«, Johannes Ludwig Schmitt, Humata Verlag Frankfurt, 1966

»Atme richtig«, Hiltrud Lodes, Ehrenwirth Beratungsbuch, Ehrenwirth Verlag München, 1977

»Integrale Atemschulung«, Klara Wolf, Humata Verlag Frankfurt, o. J.

»Yoga – Atmen«, Michael Volin, Nancy Phelan, Günther Verlag Stuttgart, 1969

»Kraft durch Atmen«, K. O. Schmidt, Drei Eichen Verlag München, 4. Aufl. 1977

»Kräfte des Atems«, Werner Zimmermann, Drei Eichen Verlag München, 1948

»Bewußte Atempflege«, O. A. Isbert, Drei Eichen Verlag München, 1954

»Atemfibel, J. Parow, Paracelsus Verlag Stuttgart, 3. Aufl. 1977

»Wunder des Atems«, Heinrich Egenolf, Paracelsus Verlag Stuttgart, 15. Aufl. 1976

»Die menschliche Stimme«, Heinrich Egenolf, Paracelsus Verlag Stuttgart, 3. Aufl. 1974

»Stimmschulung«, J. Parow, Paracelsus Verlag Stuttgart, 2. Aufl. 1975

»Stimmkunde«, Herbert Biehle, Sammlung Göschen, Band 60/60a, 1970

»Lehrbuch der Vokal-Typen-Atmungsmethode«, System Leser-Lasario, Freiburg i. Br., nicht mehr erhältlich

»Heilatmung«, L. G. Tirala, Umschau-Verlag Frankfurt, 23. Aufl. 1971

»Stottern ist heilbar«, Martin Schwartz, Econ Verlag Düsseldorf, 1976

»Heilung durch den Geist«, Felix Riemkasten, Verlag Richard Schikowski, 1959

»Das Atembuch«, Felix Riemkasten, Heinrich Schwab Verlag Gelnhausen, 5. Aufl. 1967

»Das Atembuch für Sie«, Edith Rauch, Heinrich Schwab Verlag Gelnhausen, 1964

»Atmen, Entspannen, Konzentration«, Milla Cavin, Europa Verlag Zürich, 1959

»Atmen, entspannen, fitbleiben«, Puck van Waveren, Bircher-Benner-Verlag Bad Homburg, o. J.

»Pranayama, die große Kraft des Atems«, Andre van Lysebeth, O. W. Barth Verlag Weilheim, 1972

»Atem und Meditation«, Stephan Palos, Scherz Verlag München, 1974

»Beseelte Atmung«, Hans Endres, Lebensweiser Verlag Büdingen-Gettenbach, 1954

»Lösungs- und Atemtherapie bei Schlafstörungen«, Alice Schaarschuch, Turm-Verlag Biethigheim, 1962

»Sinnvolles Atmen«, Volkmar Glaser, Dr. Georg Lüttke Verlag Berlin, 1957

»So sollt ihr atmen!«, Pfister, Wörishofener Atemkurse Pfister

»Die Macht des Atems«, O. Z. A. Hanisch, Humata Verlag Bern, o. J.

»Das Atembuch«, Bruno Hans Geba, Verlag Bodymind, Volker Kretschmer, Berlin-West, 1976

»Meister Eckehart – Von der Geburt der Seele«, C. Bertelsmann Gütersloh, 1959

»meister eckehart«, Alois Dempf, Herder-Bücherei Band 71, Freiburg 1960

»Gesund durch richtiges Atmen«, Hanns Kurth, Bardtenschlager Verlag München, 1974

Außerdem befinden sich in den meisten Yoga-Büchern Kapitel über Atmen, Prana und Pranayama.

Übersicht über die einzelnen Übungen und der jeweilige Wirkungs- und Anwendungsbereiche

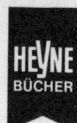
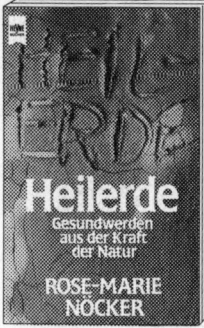
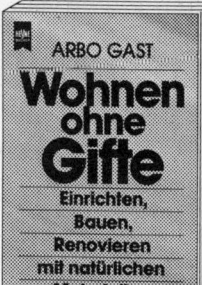
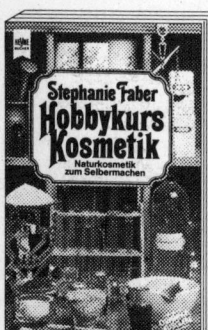
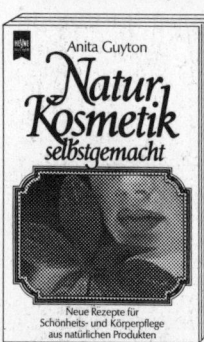
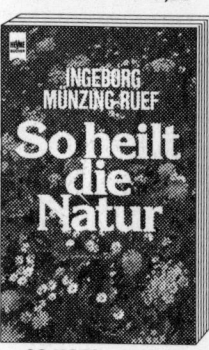
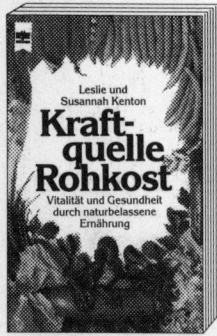
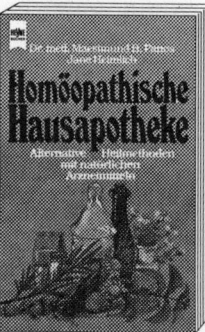
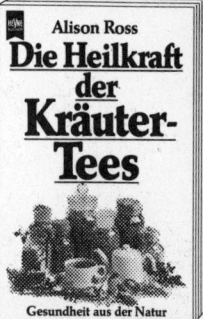

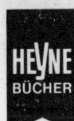
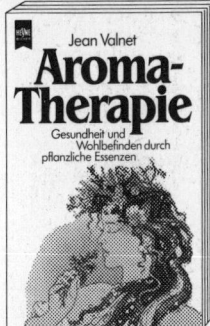
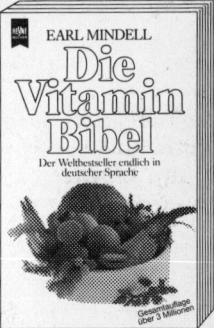
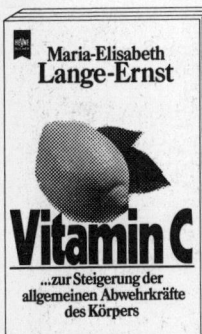
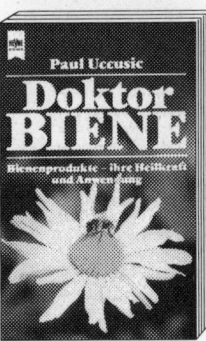
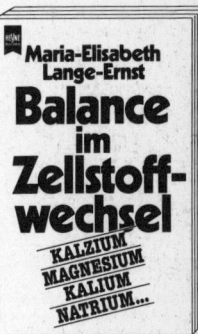
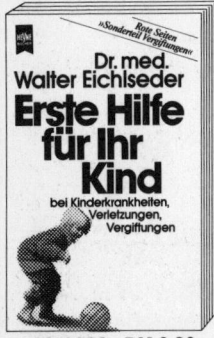
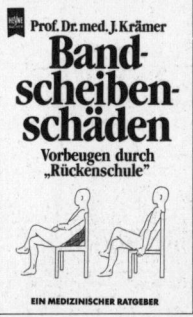
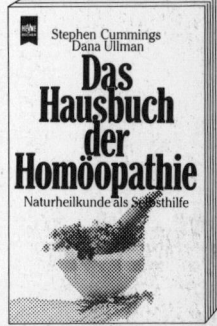

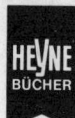
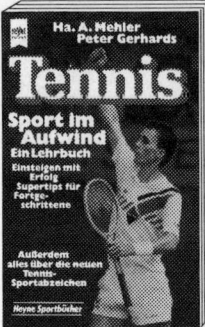
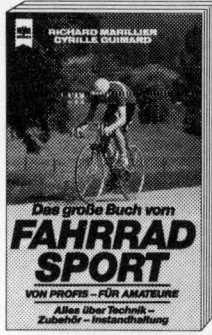
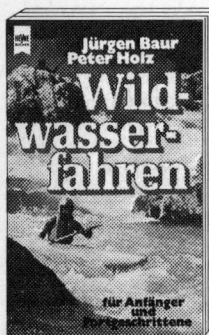
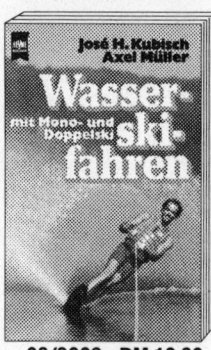
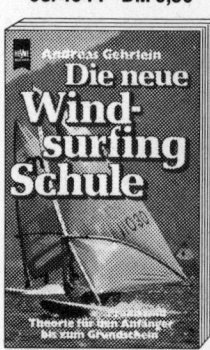
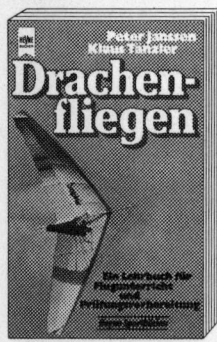
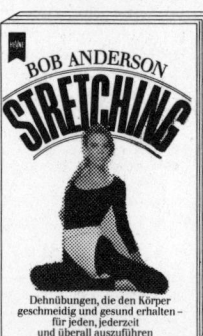
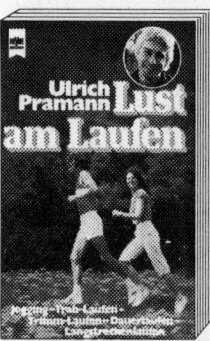